PROF. DR. TROPH. MICHAEL HAMM · DIPL. OEC. TROPH. DIRK NEUBERGER

Omega-3 aktiv – Gesundheit aus dem Meer

3., aktualisierte Auflage

humboldt

VORWORT ZUR ERSTEN AUFLAGE

Liebe Leser,

bei der Einschätzung der gesundheitlichen Bedeutung von Nährstoffen und Nahrungsbestandteilen würden Vitamine, bestimmte Mineralstoffe und Ballaststoffe sicherlich allgemein positiv und Fett sowie Zucker eher negativ bewertet werden. Am Beispiel der Fette lässt sich gut demonstrieren, dass solche Pauschalurteile so nicht zutreffen. Fett ist bekanntlich nicht gleich Fett. Letztendlich kommt es auf die Fettmenge und die Zusammensetzung der Fette, das so genannte Fettsäurenmuster, an.

In dem vorliegenden Buch werden Fettsäuren beschrieben, die sowohl für die Vorbeugung als auch Behandlung vieler heute häufiger Erkrankungen wichtig sind, die so genannten Omega-3-Fettsäuren. Sie kommen besonders im Fett bestimmter Fischarten (Fischöl), in speziellen Meeresalgen (Algenöl) und als Vorstufen auch in bestimmten Pflanzenölen vor. Wissenschaftliche Erkenntnisse über die essenziellen, d. h. lebensnotwendigen Omega-3-Fettsäuren und ihre zahlreichen Wirkungen im menschlichen Organismus sind immer noch zu wenig verbreitet.

Wie vielfältig diese Fettsäuren wichtige Stoffwechselfunktionen beeinflussen und folglich neben der Vorbeugung auch zur Behandlung verschiedener Erkrankungen eingesetzt werden können, zeigt folgendes Beispiel: In meiner Sprechstunde stellte sich ein 67-jähriger Patient mit einer ausgeprägten Erhöhung des Blutfettspiegels (Hypertriglyzeridämie) vor, der weder die vom Hausarzt empfohlenen Medikamente einnehmen noch sein Körpergewicht reduzieren und auf den Alkoholkonsum verzichten wollte. Als Therapiemöglichkeit blieb nur noch – und der stimmte der Patient zu – die Empfehlung einer hoch dosierten Gabe von Omega-3-Fettsäuren in Form von Fischöl. Als er sich nach drei Wochen wieder vorstellte, waren die Blutfettwerte normalisiert. Erfreut und zufrieden fragte der Patient nach einigem Zögern, ob die Behandlung mit Fischöl neben der Senkung des Fettspiegels im Blut noch weitere positive Wirkungen haben könnte, was von mir bejaht wurde. Daraufhin berichtete er mir, dass sich unter der Behandlung seine Schmerzen im Bereich eines Hüftgelenks (als Folge einer Arthrose) so gebessert hätten, dass er jetzt ohne Stock gehen könne. Außerdem habe sich seine Schuppenflechte (Psoriasis) – er zeigte mir seine Ellenbogen – deutlich zurückgebildet.

Dieses Beispiel aus der Praxis demonstriert, dass die aus Omega-3-Fettsäuren im Körper gebildeten, hormonähnlichen Wirkstoffe in vielfältiger Weise regulierend in Stoffwechselabläufe eingreifen.

Es gibt viele positive Vorschläge für eine gesunde und schmackhafte Ernährung. Dabei sollte nicht die richtige Auswahl des Nahrungsfettes vergessen werden. Dieses Buch gibt hierzu sowohl in leicht verständlicher Form das Grundlagenwissen als auch praktische Anleitungen und Vorschläge.

Professor Dr. med. Heinrich Kasper
Facharzt für Innere Medizin/Gastroenterologie,
Ernährungsmedizin
Würzburg, 2006

FETT: PRINZIPIELL UNGESUND?

!

Fett ist nicht prinzipiell ungesund, denn bei der richtigen Auswahl von Fetten überwiegen sogar die gesundheitlichen Vorteile.

Fett ist ein unverzichtbarer, aber auch problematischer Bestandteil unserer Nahrung und für viele beinahe schon ein Synonym für ungesund. Dabei überwiegen bei richtiger Fettauswahl sogar die gesundheitlichen Vorteile! Die vermeintlichen Nachteile des Fettes haben mit der eigentlichen Zweckbestimmung des Fettes zu tun, nämlich unserem Körper konzentrierte Energie zu liefern und als Energiespeicher zu dienen. Gerade diese Funktion brachte dem Fett in Zeiten des Wohlstands und des Nahrungsüberflusses bei gleichzeitigem Rückgang der Arbeitsschwere und allgemeinem Bewegungsmangel den schlechten Ruf als Dickmacher ein. Allenfalls als Kalorienreserve für schlechte Zeiten gut zu sein, wird den vielfältigen Aufgaben von Fetten im Stoffwechsel jedoch keineswegs gerecht.

Fett fungiert im Körper als Isolierschicht gegen Kälte und als Schutzpolster für innere Organe. Das rechtfertigt allerdings keinen überdimensionierten „Rettungsring" um die Körpermitte. Lebenswichtig sind die Fettbestandteile als Bausteine der Zellmembran, jener elastischen Schutzhaut, die jede Zelle umgibt und so über deren Stoffwechsel und Funktionszustand mit entscheidet. Doch damit nicht genug: Fettsäuren sind Vorläufersubstanzen oder Vorstufen hormonähnlicher Reglersubstanzen, die an einer ganzen Reihe lebenswichtiger physiologischer Stoffwechselvorgänge und an der Ausbalancierung eines biochemischen Gleichgewichts in unserem Stoffwechsel beteiligt sind. Ohne sie sind Gesundheit und Wohlbefinden nicht möglich. Mehr über diese faszinierenden Zusammenhänge erfahren Sie später.

Nicht vergessen werden darf auch der Beitrag von Nahrungsfetten zur Versorgung mit den fettlöslichen Vitaminen A, D, E und K sowie den essenziellen (lebensnotwendigen) mehrfach ungesättigten Fettsäuren. Da sie wie Vitamine nicht im Organismus selbst gebildet werden können, erhielten sie in der Geschichte der Ernährungsforschung sogar einmal den Namen Vitamin F. Diese Bezeichnung ist allerdings heute nicht mehr gebräuchlich, weil die essenziellen Fettsäuren in einer ganz anderen Mengendimension – Gramm statt Milligramm – vom Körper benötigt werden.

Gesundheitliche Vorteile von Fett

- Isolierung gegen Kälte
- Schutzpolster für innere Organe
- Bereitstellen der fettlöslichen Vitamine A, D, E und K
- Versorgung mit lebenswichtigen, (essenziellen) mehrfach ungesättigten Fettsäuren
- Fettsäuren sind Bausteine der Zellmembran
- Fettsäuren dienen als Vorstufe von hormonähnlichen Reglersubstanzen

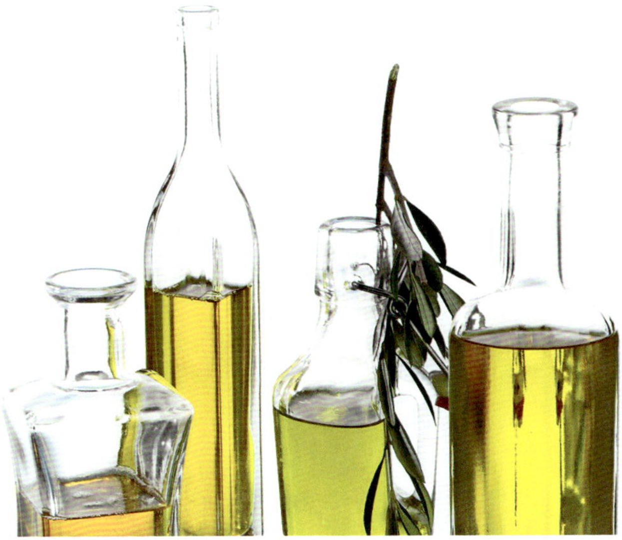

Auch bei Pflanzenölen kommt es auf die richtige Auswahl an

Fett ist nicht gleich Fett

Ungeachtet der vielen und vielseitigen positiven Eigenschaften der Nahrungsfette ist für die meisten das Thema Fett zuallererst eine Frage der schlanken Linie. „Low fat“, also wenig Fett, wurde zum Credo der Figur- und Fitnessbewussten. Wer abnehmen und gesünder essen möchte, schießt jedoch nicht selten über das Ziel hinaus und verzichtet auf Butter oder Margarine als Brotaufstrich, schneidet jeden Fettrand ab, isst nur noch Magerfisch sowie ultraleichte Low-fat-Produkte und lässt selbst das Salatöl weg. Teilweise sind diese Maßnahmen zwar richtig, aber eben nur teilweise, denn unser Körper braucht Fett bzw. bestimmte Fettbestandteile.

!

Wer auf seine Figur und seine Gesundheit achtet, sollte die richtige Fettmenge und Fettqualität im Auge behalten.

Für Gesundheit, schlanke Linie und Fitness kommt es auf die richtige Fettmenge und den richtigen Fettmix an. Maximal 35 Prozent des täglichen Kalorienbedarfs (das sind bei 2000 Kilokalorien etwa 77 Gramm) dürfen aus Fett stammen. Dabei soll gleichzeitig das richtige Mischungsverhältnis aus gesättigten, einfach ungesättigten sowie mehrfach ungesättigten Omega-6- und Omega-3-Fettsäuren eingehalten werden. Doch damit nicht genug, denn da ist noch von tierischen und pflanzlichen Fetten die Rede, von Transfettsäuren aus (teil-)gehärteten Pflanzenfetten und von sichtbarem und verborgenem Fett. Nicht selten ist damit eine Schwarz-Weiß-Malerei verbunden im Sinne von „Pflanzenfett = gesund“ und „tierische Fette = ungesund“. Herzgesunde Fischfette fielen zudem der allgemeinen Fettphobie und dem damit bevorzugten Verzehr von Magerfisch zum Opfer. Die Überbewertung bestimmter Pflanzenfette gipfelte schließlich in der Frage: „Haben wir jahrelang auf das falsche Fett gesetzt?“ Entsprechend wird ein Ölwechsel in der Küche empfohlen: Raps- statt Distelöl. Spätestens an dieser Stelle wird deutlich, dass hier ohne gewisse Detailkenntnisse in der Fettchemie keiner mehr mitreden, geschweige denn verstehen kann, was es mit Oliven- oder

Rapsöl, Sonnenblumenkern- oder Distelöl, Fischöl und gehärtetem Pflanzenfett nun auf sich hat.

Fettsäuren – die Bausteine der Fette

Fette treten in vielerlei Form und Verpackung in unserer Nahrung auf und stammen aus den unterschiedlichsten Quellen. Sie können fest oder flüssig sein. Für den Wissenschaftler sind alle Fette vom chemischen Aufbau her zunächst einmal gleich. Jedes Fettmolekül hat einen einfachen Bauplan und sieht aus wie der große Buchstabe E.

> **!** Fettsäuren sind Bestandteile von Fetten und Ölen und können einen positiven und auch negativen Einfluss auf unsere Gesundheit haben.

Drei Fettsäuren sind mit dem Alkohol Glyzerin zu einem sogenannten Triglyzerid verbunden, so der Fachname für Fett. Am Fettaufbau können jedoch ganz unterschiedliche Fettsäuren beteiligt sein – und hierin liegt der kleine Unterschied mit großer Bedeutung! Die Fettqualität ergibt sich nämlich im Wesentlichen aus der jeweiligen Fettsäure-Zusammensetzung.

Eine Fettsäure ist eine Kette aus Kohlenstoff- (C) und Wasserstoffatomen (H), an deren Ende eine sauerstoffhaltige Carboxylgruppe (-COOH) mit Säureeigenschaft sitzt (siehe Abb. Seite 11 und 12). Grundsätzlich unterscheiden sich die Fettsäuren auf-

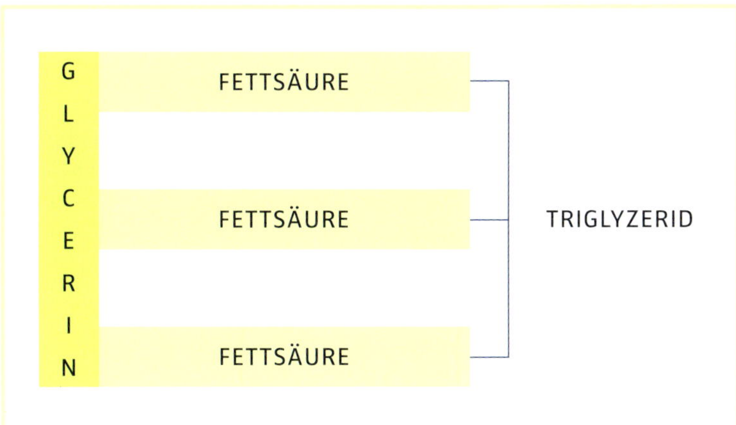

Jedes Fettmolekül sieht aus wie der große Buchstabe E

grund der Anzahl der C-Atome, das heißt ihrer Kettenlänge (kurz-, mittel- und langkettig), sowie durch das Vorhandensein sogenannter Doppelbindungen (Maß für Ungesättigtheit).

Wir sprechen von einer gesättigten Fettsäure, wenn jedes Kohlenstoffatom mit zwei Wasserstoffatomen verbunden, also vollständig abgesättigt ist.

Bei den ungesättigten Fettsäuren ist dagegen nicht jedes Kohlenstoffatom (C-Atom) in einer Kette mit zwei Wasserstoffatomen (H-Atomen) abgesättigt, sondern zwei benachbarte C-Atome können an einer oder mehreren Stellen durch eine sogenannte Doppelbindung untereinander und mit jeweils nur einem H-Atom verbunden sein.

Bei nur einer Doppelbindung in einer Fettsäurekette spricht man von einer einfach ungesättigten Fettsäure, bei mehreren Doppelbindungen von einer mehrfach ungesättigten Fettsäure. Im Fachjargon tragen die mehrfach ungesättigten Fettsäuren die unschönen Kürzel MUFS oder international PUFA (nach dem englischen Begriff „polyunsaturated fatty acids"). Zu der Gruppe der mehrfach ungesättigten Fettsäuren zählen die beiden Familien der Omega-6- und Omega-3-Fettsäuren. Davon essenziell sind die zweifach ungesättigte Linolsäure (Omega-6), die dreifach ungesättigte alpha-Linolensäure (Omega-3) und – nach Auffassung der meisten Wissenschaftler – auch die noch höher ungesättigten Omega-3-Fettsäuren EPA (Eicosapentaensäure) sowie DHA (Docosahexaensäure).

Bei der Einteilung und gesundheitlichen Betrachtung der ungesättigten Fettsäuren fällt heute oft die Bezeichnung „Omega" ins Auge.

a) Gesättigte Fettsäure: *Stearinsäure*

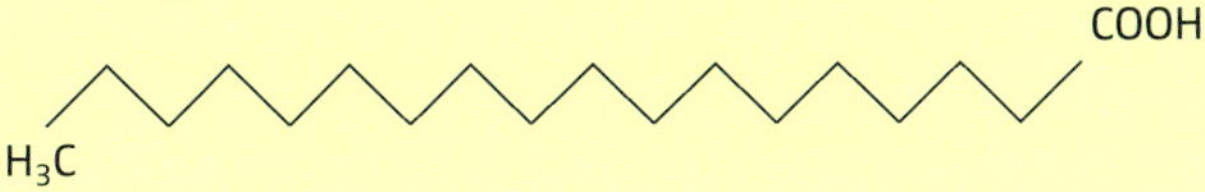

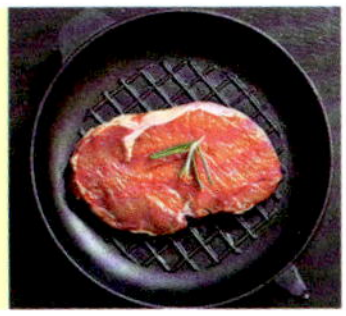

b) Einfach ungesättigte Fettsäure: *Ölsäure*

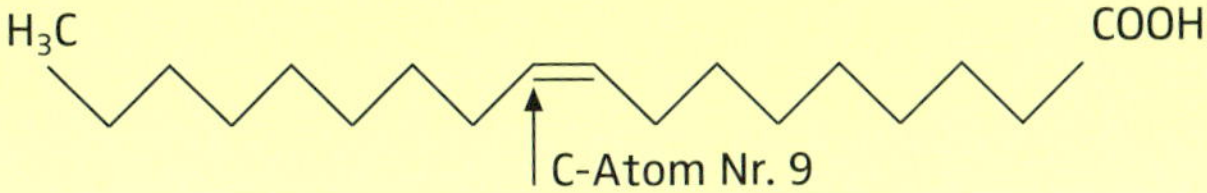

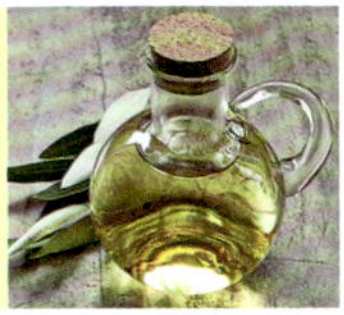

c) Omega-6-Fettsäure: *Linolsäure*

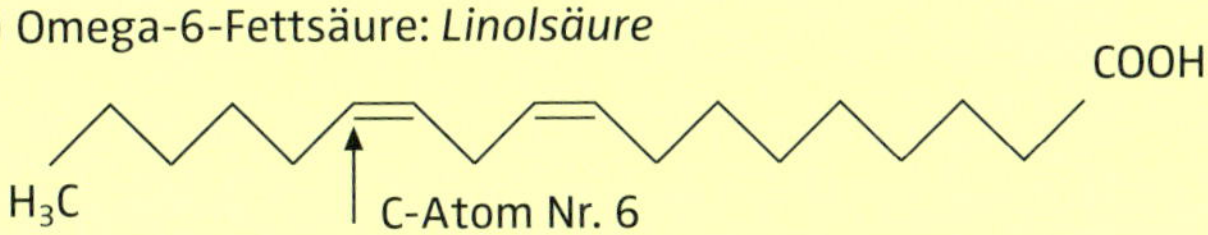

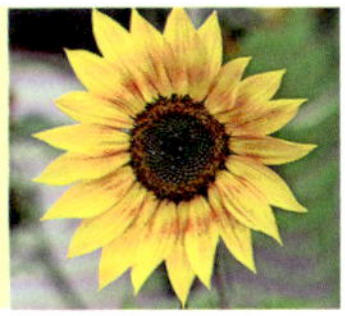

d) Omega-3-Fettsäure: *alpha-Linolensäure*

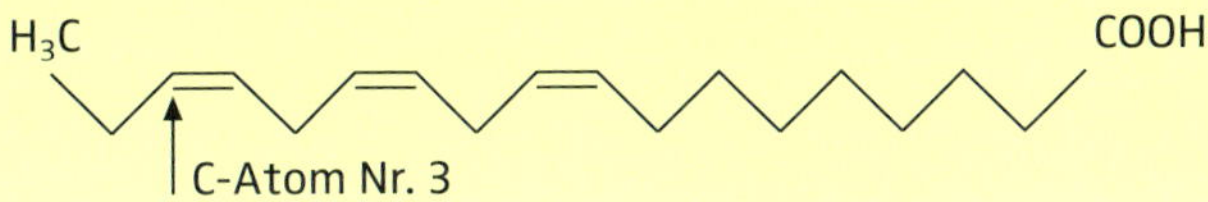

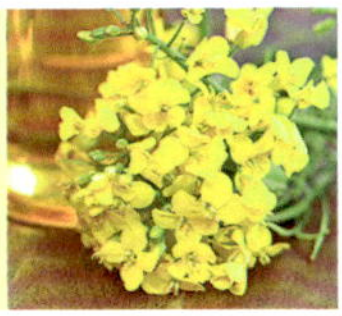

e) Omega-3-Fettsäure: *Eicosapentaensäure*

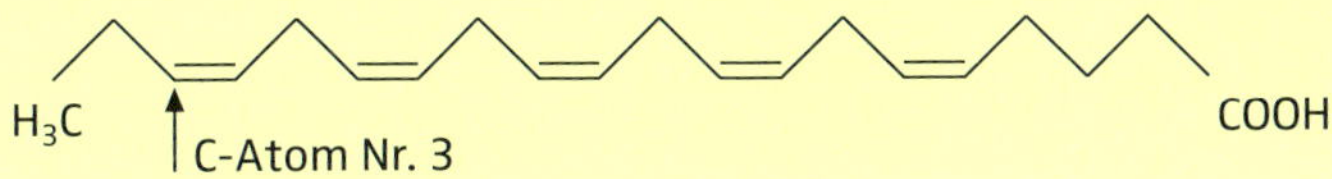

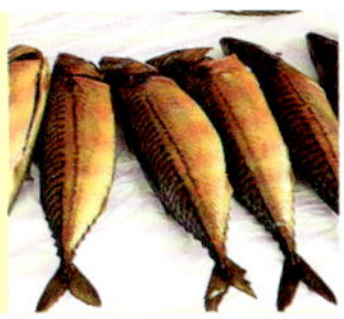

f) Omega-3-Fettsäure: *Docosahexaensäure*

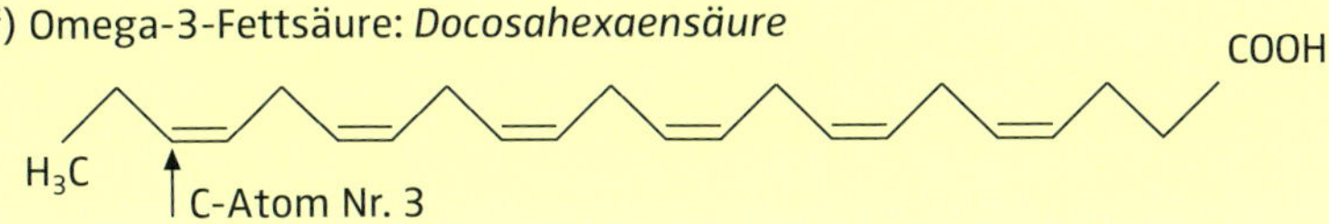

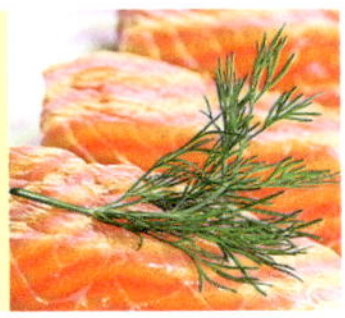

Wichtige Vertreter der Fettsäurefamilien

Welche Fettsäuren haben welche Wirkung?

Die Omega-Fettsäuren gehören zur großen Gruppe der ungesättigten Fettsäuren mit 18 und mehr Kohlenstoffatomen. Die Bezeichnung „Omega“ ist vom letzten Buchstaben des griechischen Alphabets abgeleitet und steht für das letzte C-Atom in der Fettsäurekette am sogenannten Methylende (CH_3). Von diesem Ende an wird die erste Doppelbindung lokalisiert, die bei einer Omega-3-Fettsäure demnach am dritten Kohlenstoffatom zu finden ist.

Ausschnitt aus einem Fettsäuremolekül

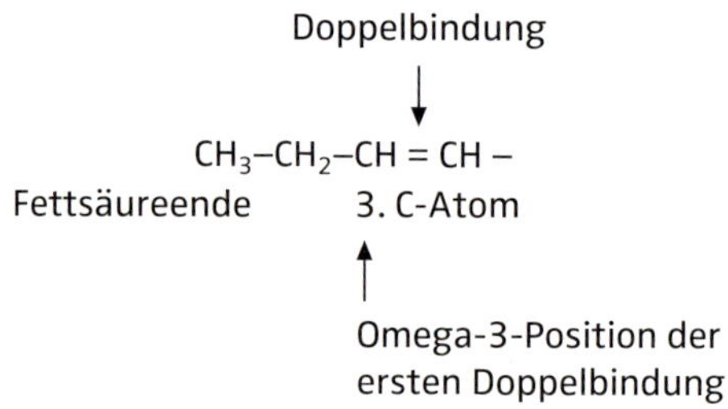

Die ungesättigten Fettsäuren mit 18 und mehr Kohlenstoffatomen werden wiederum drei Omega-Fettsäuregruppen zugeordnet, und zwar:

Omega-9-Fettsäure:
Ölsäure – einfach ungesättigt aus Olivenöl und Rapsöl

Omega-6-Fettsäuren:

- Linolsäure – zweifach ungesättigt aus Maiskeimöl, Sojaöl, Sonnenblumenkernöl und Distelöl
- Arachidonsäure – vierfach ungesättigt aus tierischen Lebensmitteln

Omega-3-Fettsäuren:

- alpha-Linolensäure – dreifach ungesättigt aus Leinöl, Walnussöl, Rapsöl
- EPA (Eicosapentaensäure) – fünffach ungesättigt aus dem Fett (Fischöl) von Kaltwasserfischen (z. B. Hering, Makrele, Lachs) sowie Krillöl und Öl bestimmter Mikroalgen
- DHA (Docosahexaensäure) – sechsfach ungesättigt ebenfalls aus Fisch und Fischölen, Krillöl und Öl bestimmter Mikroalgen

Nach so viel Fettchemie stellt sich die Frage nach der Bedeutung für die Ernährungspraxis. Bei der gesundheitlichen Bewertung der Fettsäuren lässt sich leicht ins Fettnäpfchen treten, denn selbst innerhalb der einzelnen Fettsäurefamilien gibt es noch Unterschiede hinsichtlich ihrer gesundheitlichen Eigenschaften. Es darf nicht pauschal eine Fettsäurefamilie verteufelt und eine andere hoch gelobt werden. Das betrifft die gesättigten Fettsäuren, Transfettsäuren und die mehrfach ungesättigten Fettsäuren. Deshalb sind eine differenzierte Bewertung und eine teilweise Entwarnung notwendig.

Gesättigte Fettsäuren aus tierischen Lebensmitteln sowie aus Palm- und Kokosfett nehmen wir zumeist in zu großer Menge zu uns. Sie dienen in erster Linie der Energiezufuhr und -speicherung, d. h. die Fettpolster in unserem Körper setzen sich im Wesentlichen aus gesättigten Fetten zusammen. Bestimmte gesättigte Fettsäuren (sogenannte geradzahlige wie Palmitinsäure), die in Palm- und Kokosfett, Backmargarine, Frittierfett und Wurstwaren vorkommen, erhöhen den Cholesterinspiegel und das Risiko für Herz-Kreislauf-Erkrankungen. Für die sogenannten ungeradzahligen gesättigten Fettsäuren aus Milch und Milchprodukten hingegen zeigen Untersuchungen, dass ihr Konsum mit einem geringeren Risiko für Erkrankungen von Herz und Kreislauf korreliert.

!

Gesättigte Fette braucht unser Körper zur Energiegewinnung. Nicht alle sind – wie oft fälschlich behauptet wird – ungesund.

!

Einfach ungesättigte Fettsäuren sind zum Beispiel im Olivenöl oder Rapsöl enthalten und besonders gesund: Sie senken das LDL-Cholesterin im Blut.

Einfach ungesättigte Fettsäuren aus Oliven- und Rapsöl senken das für die Entstehung von Arteriosklerose gefährliche LDL-Cholesterin, ohne den gefäßschützenden HDL-Anteil („gutes" Cholesterin) zu mindern. Außerdem sind die einfach ungesättigten Fettsäuren im Vergleich zu den höher ungesättigten Fettsäuren weniger empfindlich gegenüber Reaktionen mit Sauerstoff, die zur Bildung schädlicher freier Radikale führen können. Dem wirken unter anderem auch bestimmte sekundäre Pflanzenstoffe (Polyphenole) und das Vitamin E im Pflanzenöl entgegen. Beide Bestandteile sind wirksame Antioxidanzien. Die für die mediterrane Ernährung typische, durch den Olivenölkonsum bedingte hohe Aufnahme von einfach ungesättigten Fettsäuren verbindet die Vorteile einer Senkung des LDL-Cholesterins mit einer verminderten Oxidationsanfälligkeit der LDL-Partikel, eine bei der Entstehung von Arteriosklerose besonders schädliche Reaktion.

!

Mehrfach ungesättigte Fettsäuren sind beispielsweise Omega-3- und Omega-6-Fettsäuren. Hier kommt es auf das richtige Verhältnis an.

Mehrfach ungesättigte Fettsäuren erfordern insofern eine differenzierte Betrachtung und Empfehlung, als dass es sich um zwei eigenständige Familien mit jeweils unterschiedlichen Stoffwechselwegen und -funktionen handelt. Dabei bestehen sogar gewisse Konkurrenzverhältnisse untereinander. Im Gegensatz zur länger bekannten und früher einseitig bevorzugten Omega-6-Familie gewinnt heute die Omega-3-Familie zunehmend an Bedeutung. Wissenschaftliche Studien und Forschungsergebnisse bestätigen mehr und mehr deren gesundheitsfördernden Nutzen. Zunächst aber gilt, dass Vertreter beider Fettsäure-Familien essenziell sind, das heißt, wir benötigen sowohl die cis-Linolsäure (Omega-6) als zumindest auch die alpha-Linolensäure (Omega-3). Viele Wissenschaftler sind der Ansicht, dass wir ebenfalls EPA und DHA (Omega-3 aktiv) zusätzlich mit der Nahrung aufnehmen müssen.

Transfettsäuren sind viel gescholten, müssen aber je nach Quelle differenziert werden. Es gibt sogenannte „industrielle" Transfettsäuren, die bei der Teilhärtung von Pflanzenölen entstehen, und sogenannte „ruminante", die natürlicherweise im Fett von

Wiederkäuern wie z. B. Kühen vorkommen. Solche Transfettsäuren natürlichen Ursprungs, also aus Milchfett, schneiden besser ab und haben einen schützenden Effekt auf unser Herz – ebenso wie die dort vorhandenen konjugierten Linolsäuren und die ungeradzahligen gesättigten Fettsäuren aus Milch bzw. Wiederkäuerfett.

Tatsächlich ist die Gesamtaufnahme von Transfettsäuren vor allem aus Haushaltsmargarine, Tiefkühlpizza und zum Teil auch aus Pommes frites und Knabberartikeln durch die verschiedenen Maßnahmen der Lebensmittelindustrie in den letzten Jahren zurückgegangen. Dadurch ist das oft diskutierte Gesundheitsrisiko gesunken. Neuere Studien wie die LURIC- und TRANSAIR-Studie (vgl. C. von Schacky, 2016) ergaben zudem, dass Transfettsäuren in geringeren unbedenklichen Gewebskonzentrationen vorkommen.

Eine hohe Aufnahme (mehr als 1 Prozent der Nahrungsenergie aus Transfettsäuren pro Tag) ist jedoch nicht empfehlenswert. Dieser Wert wird aber praktisch nicht überschritten – mit der Ausnahme junger Männer.

Empfehlung: Diese komplexen und komplizierten Erkenntnisse zur Bewertung einzelner Fettsäuren in Lebensmitteln müssen allerdings auf Ernährungsebene zu alltagstauglichen Empfehlungen führen, wie weniger fettreiche Wurstwaren und verarbeitetes Fleisch sowie fettreiche Backwaren z. B. aus Blätterteig, Chips und frittierte Speisen ebenso wie weniger Backmargarine, Palm- und Kokosfett. Essen Sie im Austausch dafür mehr (Fett-)Fisch auch als Konserve, genießen Sie mit Augenmaß Milch und Milchprodukte. Die Verwendung hochwertiger Pflanzenöle wie Oliven- und Rapsöl anstelle von Sonnenblumenkern- oder Distelöl insgesamt eingebettet in eine mediterrane Ernährung (Mittelmeerküche) mit viel Gemüse und Obst ist nach wie vor ein grundsätzlich gesunder Ratschlag. Als Snack empfehlen sich Nüsse und Kerne von Ölsaaten ohne Zusatz von Salz, Schokolade etc. (vgl. Dawczynski und Lorkowski, 2015).

Die richtige Fett- und Kohlenhydratqualität

Die natürliche Futtergrundlage von Wildtieren und Fisch bedingte früher nicht zuletzt eine andere Fettsäurezusammensetzung in deren Fleisch, als man sie heute in dem von Masttieren findet. Zusätzlich hat die einseitig von der Wissenschaft unterstützte Propaganda für linolsäurereiche Pflanzenöle und Margarinen mittlerweile dazu geführt, dass wir bei linolsäurereichen Pflanzenölen zu viel des Guten tun. Es ist richtig, wir benötigen Omega-6-Linolsäure für den Aufbau unserer Zellmembranen und

Fettsäurebalance aus dem Gleichgewicht: Während die beiden Fettsäurefamilien in der ursprünglichen Ernährung bzw. Urnahrung des Menschen in einem harmonischen Gleichgewicht vorhanden waren, dominiert heute die Omega-6-Familie die Omega-3-Familie um ein Vielfaches. Statt empfehlenswerten 1:1 bis 5:1 beträgt das Verhältnis bereits 10:1 bis 20:1.

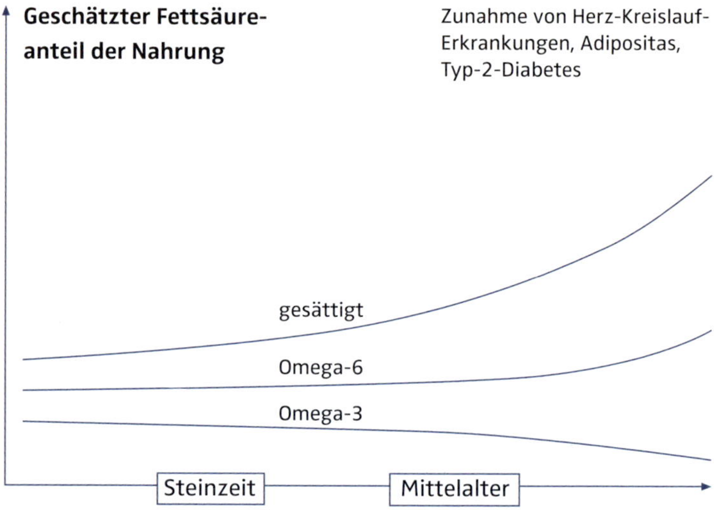

vor 200 000 Jahren
Sammler, Jäger (Eskimos)
niedriger GLYX und niedrige GL

vor 10 000 Jahren
Ackerbau, Weidewirtschaft
zunehmend hoher GLYX und hohe GL

vor 200 Jahren bis heute
Industrielle Revolution mit Agrarwirtschaft, Mastviehhaltung, Fetthärtung, Rückgang der körperlichen Arbeit

GLYX: Glykämischer Index; GL = Glykämische Last, Maßstab für den Blutzuckeranstieg
aus: Hamm, M., Die Slow Carb Diät (2005); die Zahlen beruhen a.d. Veröffentlichung von Weber, P. C., Epidemiologische und biochemische Studien über n-3-Fettsäuren in der Prävention der Arteriosklerose, Internist 30 (1989).

zur Ausbildung hormonähnlicher Stoffwechselregler, aber ein Zuviel davon darf nicht auf Kosten der Produktion ebenfalls wichtiger Gewebshormone aus den Omega-3-Fettsäuren gehen. Es kommt auf ein gesundes biochemisches Gleichgewicht der gegensätzlichen Gewebshormone aus der Produktionsstraße der Omega-6- und Omega-3-Familie an, also auf eine ausgewogene Produktion aller Gewebshormone.

Vermeiden Sie deshalb die sogenannte Omega-6-Fettsäureschwemme: Tauschen Sie linolsäurereiche durch einfach ungesättigte Fette aus oder verwenden Sie noch besser solche, die gleichzeitig Omega-3-alpha-Linolensäure enthalten, also Rapsöl statt Sonnenblumenkern- oder Distelöl. Diese empfehlenswerten Fette enthalten stets auch einen bestimmten, jedoch nicht übermäßigen Anteil Omega-6-Linolsäure, sodass Sie in Verbindung mit einem ebenfalls empfehlenswerten Verzehr keimhaltiger Vollkornprodukte (Vollkornbrot, Haferflocken, Müsli etc.) sowie Nüssen immer noch genug dieser essenziellen Fettsäuren zu sich nehmen.

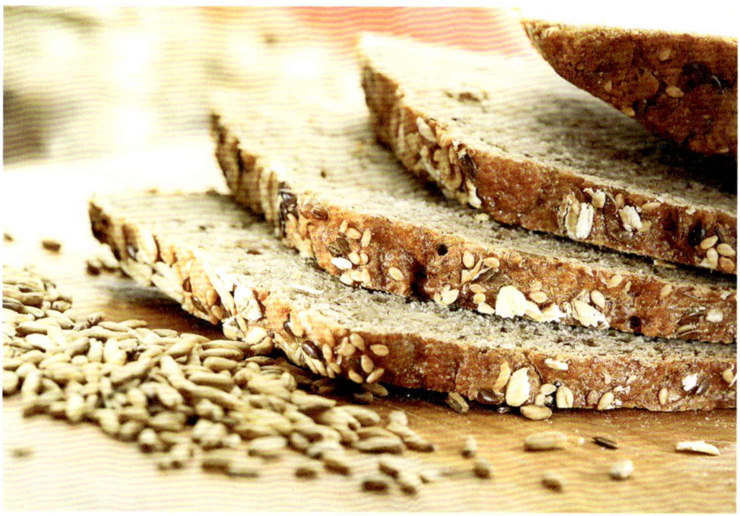

Vollkornbrot mit Ölsaaten ist eine Omega-6-Quelle

Diese Akzentverschiebung hinsichtlich der Aufnahme von (weniger) Omega-6- und (mehr) Omega-3-Fettsäuren ist einfach notwendig, um die gesundheitlich vorteilhafte Gewebshormonproduktion aus der Omega-3-Schiene nicht zu blockieren und wieder gesunde Verhältnisse herzustellen.

Empfehlung: Rapsöl, Walnussöl und Leinöl bevorzugen; wöchentlich zwei Seefischmahlzeiten genießen und regelmäßig Vollkornprodukte essen. Maximal zehn Prozent der Kalorien dürfen aus mehrfach ungesättigten Fettsäuren stammen, wobei das Verhältnis Omega-6- zu Omega-3-Fettsäuren, das heißt Linolsäure zu alpha-Linolensäure, mindestens 5:1 betragen sollte und zusätzlich täglich mindestens 0,3 Gramm EPA/DHA (Eicosapentaensäure/Docosahexaensäure) aus fettreichem Meeresfisch, Fischöl, Krillöl oder Öl aus speziellen Mikroalgen aufgenommen werden sollten.

Was geschieht mit langkettigen Omega-3-Fettsäuren im Körper?
Omega-3-Fettsäuren wie EPA und DHA, die wir über die Nahrung zuführen, werden vom Darm aufgenommen und über den Blutkreislauf zu den verschiedenen Organen und Geweben transportiert. Dort werden sie dann nach und nach von den Körperzellen aufgenommen und schließlich in die Grenzschichten der Zellen – die Zellmembranen – eingebaut. Ihre Wirkung dort ist sehr vielfältig. Sie stehen den verschiedenen Körperzellen bei Bedarf auf Abruf zur Verfügung und können jederzeit für den Stoffwechsel genutzt werden. Dabei gilt: Je mehr Omega-3-Fettsäuren auf diese Weise bereitstehen, desto umfangreicher und vielfältiger ist auch ihr Wirkungsbereich.

Die Produktionsstraße der Gewebshormone

Mehrfach ungesättigte Fettsäuren stellen die Vorstufen von Gewebshormonen dar, die mit dem Namen **Eicosanoide** und Lipidmediatoren bezeichnet werden. So sieht der Stoffwechselweg im

Detail aus: Aus den beiden essenziellen Fettsäuren, der cis-Linolsäure und der alpha-Linolensäure, kann der Körper, vorwiegend in der Leber, durch Kettenverlängerung um jeweils zwei C-Atome und Desaturierung („Einführung einer Doppelbindung") eine Reihe weiterer mehrfach ungesättigter Fettsäuren herstellen. Das Enzym Delta-6-Desaturase (vgl. Abbildung) stellt dabei einen gewissen Engpass auf der Produktionsstraße der Eicosanoide dar.

Einerseits kann seine Aktivität auf verschiedene Art und Weise vermindert bzw. gestört sein. Das geschieht unter anderem aufgrund genetischer Veranlagung, höherem Lebensalter, hoher Aufnahme gesättigter Fettsäuren, Alkoholmissbrauch, Diabetes mellitus oder unzureichender Versorgung mit den Cofaktoren für die ordnungsgemäße Enzymfunktion wie Zink, Magnesium und möglicherweise Vitamin B6. Da das Enzym für die Umwandlung beider Fettsäure-Familien zuständig ist, kann andererseits ein deutlicher, für unsere Ernährung typischer Überhang an der Omega-6-Fettsäure Linolsäure die Umwandlung der ohnehin unterrepräsentierten Omega-3-Fettsäure alpha-Linolensäure in höhere ungesättigte Fettsäuren und die daraus abgeleiteten Eicosanoide der 3er-Reihe blockieren. Diese Umwandlung verläuft

Der Fettsäure-Eicosanoid-Stoffwechsel

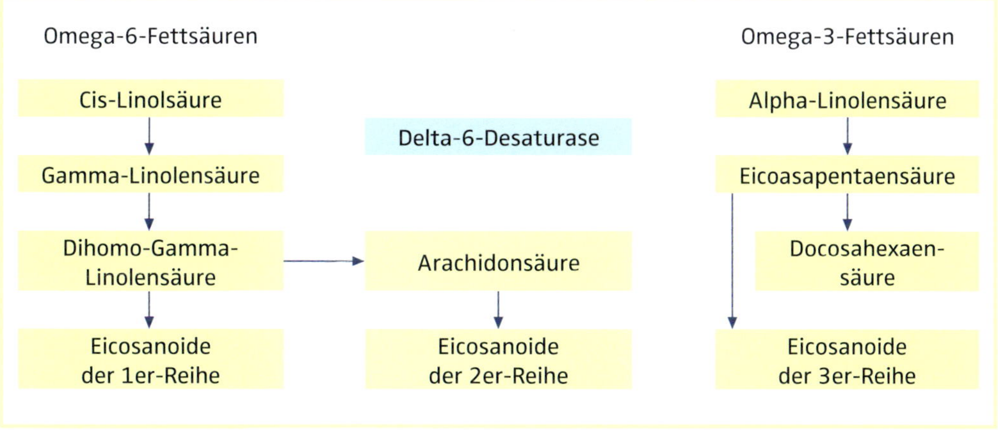

beim Menschen ohnehin sehr langsam und ist zudem stark begrenzt. Die in der Literatur oft zitierte Umwandlung von alpha-Linolensäure in einer Größenordnung von maximal zehn Prozent, wovon sechs Prozent auf EPA und vier Prozent auf DHA entfallen, ist unter praktischen Ernährungsbedingungen viel zu hoch gegriffen und dürfte bei linolsäurereicher Ernährung noch um 40 bis 50 Prozent niedriger liegen. In Wirklichkeit soll die Umwandlungsrate nur etwa zwei Prozent betragen, so der Omega-3-Forscher und Internist Dr. Peter Singer.

Vorfahrt für Omega-3 aktiv: EPA und DHA

!

Omega-6-Linolsäure und Omega-3-alpha-Linolensäure können untereinander in Konkurrenz treten.

Anhand der geschilderten Stoffwechselzusammenhänge wird deutlich, dass Omega-6-Linolsäure und Omega-3-alpha-Linolensäure untereinander in Konkurrenz treten und die Omega-6-Linolsäure sogar den Stoffwechsel der Omega-3-Familie beeinträchtigen kann. Welche Konsequenzen hat das in der Ernährungspraxis und für Ernährungsempfehlungen?

Die noch nicht zu Ende geführte Diskussion, ob neben alpha-Linolensäure auch EPA und DHA essenziell seien, geht davon aus, dass genügend alpha-Linolensäure durch das Delta-6-Desaturase-Enzym umgewandelt wird. Die Einschränkungen dafür haben wir bereits beschrieben. National und international gibt es deshalb konkrete Empfehlungen (vgl. Seite 97 f.) für die Aufnahme von EPA und DHA über die Nahrung und aus Quellen wie Seefisch bzw. seinen Ölen, Krillöl und Öl aus Mikroalgen in Nahrungsergänzungsmitteln oder angereicherten Lebensmitteln. Durch die langkettigen Omega-3-Fettsäuren kann der beschriebene Stoffwechselengpass sicher überbrückt werden.

Diese vorgefertigten, höher ungesättigten langkettigen Omega-3-Fettsäuren sind biologisch aktiver als die Vorstufe alpha-Linolensäure aus Lein-, Raps- oder Walnussöl. „Biologisch aktiver" bedeutet ganz einfach, die Omega-3-Fettsäuren EPA und DHA liegen entweder in ihrer direkten Wirkform vor (z. B. DHA als Baustein der Gehirnzellmembranen) oder sind im Stoffwechsel einen entscheidenden Schritt näher am eigentlichen Geschehen, das heißt an ihrer biologischen Zweckbestimmung und biochemischen Zielfunktion als Eicosanoidbaustein. Vergleichen Sie dazu einmal die Stoffwechselschemata auf den Seiten 19 und 71.

Fazit: Nur EPA (Eicosapentaensäure) und DHA (Docosahexaensäure) können tatsächlich als Omega-3-aktiv bezeichnet werden. Damit lässt sich auch wissenschaftlich begründet eine deutliche Abgrenzung von ihrer pflanzlichen Vorstufe aus Leinsamen, Leinöl, Walnüssen, Walnussöl und Rapsöl vornehmen. Wir empfehlen aufgrund dieser Zusammenhänge in jedem Fall eine eigenständige Aufnahme von EPA/DHA aus den genannten Quellen und, quasi als Basismaßnahme, einen Austausch der Pflanzenöle und -fette wie zum Beispiel Rapsöl statt Distelöl, Raps- oder Olivenölmargarine auch mit Walnussöl statt linolsäurereicher (Diät-)Margarine. Damit sind Sie auf dem richtigen Omega-3-Pfad!

Omega-3 bei Kinderwunsch

Rund eine dreiviertel Million Babys erblickt jedes Jahr in Deutschland das Licht der Welt, und die Zahl der Paare, die sich Kinder wünschen, nimmt weiter zu. Bei einigen von ihnen klappt es jedoch nicht mit dem ersehnten Nachwuchs. Tatsächlich wird ungewollte Kinderlosigkeit mehr und mehr zu einem wichtigen Gesellschaftsthema, da die modernen Lebensumstände und -gewohnheiten auch die Fruchtbarkeit beeinträchtigen können.

Abgesehen von genetischen und krankheitsbedingten Fortpflanzungsstörungen können Faktoren wie Übergewicht oder Diabetes die Fruchtbarkeit beeinträchtigen, ebenso wie eine Vielzahl von äußeren Einflüssen. So können körperliche und seelische Belastungen, Alkohol- und Nikotinkonsum sowie einseitige Ernährung eine rasche Empfängnis und Schwangerschaft erschweren.

!

Omega-3-Fettsäuren können die Chance, schwanger zu werden und zu bleiben, deutlich erhöhen.

Jüngste Forschungsergebnisse von Dr. Sebastian Pfeiffer, Immunologe und Facharzt für Laboratoriumsmedizin, die in Zusammenarbeit mit verschiedenen Kinderwunschzentren in Deutschland gewonnen wurden, beleuchten, welche Rolle Omega-3-Fettsäuren für eine erfolgreiche Schwangerschaft spielen. Aus seiner Forschung wird deutlich: Omega-3-Fettsäuren können die Chance, schwanger zu werden und zu bleiben, deutlich erhöhen, denn sie harmonisieren das zelluläre Immunsystem. Dabei spielt insbesondere ein harmonisierender Einfluss auf regulatorische T-Zellen durch die Omega-3-Fettsäuren eine wichtige Rolle.

Dies ist bedeutend, da ein überreaktives Immunsystem zu einer Abstoßung der befruchteten Eizelle aus der Gebärmutter führen kann. Die Forschungsergebnisse sind somit eine gute Nachricht insbesondere für Frauen mit Fruchtbarkeits-Problemen und Kinderwunsch sowie Frauen, die eine künstliche Befruchtung durchführen lassen, und diejenigen, die bereits eine oder mehrere Fehlgeburten erlitten haben. Sie alle können profitieren.

Bemerkenswert ist, dass die in die Studie einbezogenen Frauen EPA/DHA über Fischölkapseln in einer im Rahmen der Empfehlungen liegenden Menge (480 Milligramm pro Tag) zu sich nahmen. Bei Omega-3-Fettsäuren handelt es sich um essentielle Nährstoffe, die im Vergleich zu anderen das Immunsystem beeinflussenden Substanzen keine nennenswerten Nebenwirkungen mit sich bringen.

Bei der Empfehlung von Fachgesellschaften, die Frauen in der Schwangerschaft und Stillzeit zu einer mittleren Zufuhr von mindestens 200 Milligramm DHA pro Tag rät, sind die aktuellen Forschungsergebnisse von Dr. Pfeiffer und seinem Team noch nicht berücksichtigt. Sie beziehen sich vielmehr auf weitere wichtige Funktionen von Omega-3-Fettsäuren, denn DHA ist beim Kind im Mutterleib für die Entwicklung des Gehirns sowie der Sehfunktion verantwortlich. Hält die gute Versorgung über das Stillen bzw. entsprechend angereicherte Säuglingsnahrung an, verbessern sich die geistige und motorische Entwicklung sowie das Sehvermögen des Kindes bis hin zum Schulalter deutlich. Die neuen Erkenntnisse von Dr. Pfeiffer haben inzwischen auch dazu geführt, dass in weiteren Kinderwunschzentren in Deutschland auf eine gute Versorgung mit Omega-3-Fettsäuren geachtet wird.

Aber offenbar können nicht nur Frauen von einer guten Omega-3-Versorgung profitieren. US-Reproduktionsmediziner aus Boston vermuteten bereits im Jahr 2012, eine bisher übersehene Ursache der männlichen Unfruchtbarkeit entdeckt zu haben: Ihre Untersuchung zeigt, dass ein hoher Konsum an gesättigten Fettsäuren mit einer deutlich verminderten Produktion von Spermien verbunden ist. Ein hoher Verzehr von Omega-3-Fettsäuren könnte dagegen die Spermienqualität verbessern. Dieser wirkt sich zudem günstig auf die Beweglichkeit der Spermien aus, was

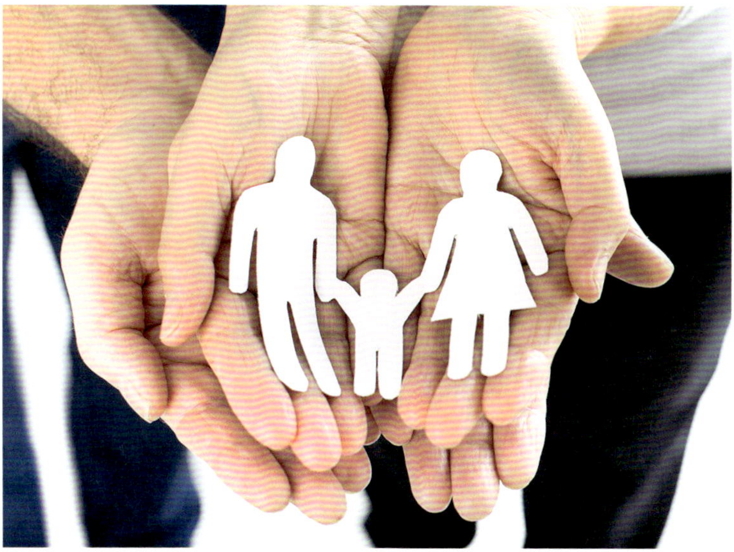

Omega-3-Fettsäuren können helfen, den Kinderwunsch zu erfüllen

wiederum für die erfolgreiche Befruchtung der Eizelle von großer Bedeutung ist. Um hier zu gesicherten Erkenntnissen zu gelangen, sind allerdings noch weitere Studien notwendig.

Omega-3-Fettsäuren für einen gesunden Start

Michael Crawford, Professor am Institute of Brain Chemistry, University of North London, veröffentlichte eine Studie darüber, wie Omega-3-Fettsäuren bereits im Mutterleib die Entwicklung von Intelligenz und Sehvermögen des Embryos beeinflussen und später im menschlichen Organismus Gesundheitsproblemen wie kardiovaskulären Erkrankungen vorbeugen.

Ein US-amerikanischer Kollege Crawfords, Professor William Connor, wies auf einem internationalen Ernährungskongress darauf hin, dass Omega-3-Fettsäuren wichtige Bestandteile von Nerven- und Gehirnzellen sowie der Netzhaut des Auges seien. Da es sich um essenzielle Nährstoffe handele, müssten sie in ausreichender Menge mit der Nahrung aufgenommen werden. Dies gelte im Besonderen für schwangere oder stillende Frauen, da speziell die Omega-3-Fettsäure DHA entscheidend für die embryonale und frühkindliche Entwicklung des Nervensystems sowie das Wachstum sei. Aus diesem Grund plädiert er für eine weltweite Anreicherung von Säuglingsmilchnahrung mit DHA, um auch nicht gestillten Säuglingen und Frühgeborenen eine optimale geistige und körperliche Entwicklung zu ermöglichen.

> **!**
> DHA fördert eine optimale geistige und körperliche Entwicklung von Säuglingen und Frühgeborenen.

Eine von der EU geförderte und von der Kinderklinik der Universität München koordinierte Konsensuskonferenz mit über 50 Experten, die im August 2007 in Athen stattfand, gab eine neue und weltweit erstmals einheitliche Empfehlung heraus, in der während der Schwangerschaft und Stillzeit eine Nahrungszufuhr von durchschnittlich mindestens 200 Milligramm DHA pro Tag befürwortet wird.

Omega-3 für ein gesundes Leben

Dabei erweisen sich die langkettigen Omega-3-Fettsäuren – vor allem EPA und DHA – während des gesamten Lebens als Alleskönner in Sachen Gesundheit. Dass es sich beim Allroundtalent Omega-3 jedoch nicht um ein Wundermittel gegen fast alle Beschwerden handelt, lässt sich anhand der positiven Beeinflussung grundlegender Stoffwechselvorgänge durch EPA und DHA erklären, und zwar einmal als funktioneller Bestandteil der Zellmembran und zum anderen als Baustein der bereits erwähnten regulatorisch wirksamen Eicosanoide.

In den unterschiedlichsten Anwendungsgebieten spiegelt sich die fundamentale Bedeutung der Omega-3-Fettsäuren für das menschliche Leben und die Gesundheit wider. Ihre Wirkungen sind alle physiologisch erklärbar. Nicht umsonst stellen Omega-3-Fettsäuren einen wertvollen Nahrungsbestandteil bereits in der Muttermilch dar.

!

Omega-3-Fettsäuren haben eine fundamentale Bedeutung für das menschliche Leben und die Gesundheit.

Wenn Sie sich entschlossen haben, zur Unterstützung oder Wiederherstellung gesunder Verhältnisse in Ihrem Stoffwechsel gezielt Omega-3-/EPA-/DHA-haltige Nahrungsergänzungen einzunehmen, sprechen Sie bitte Ihren Arzt darauf an. Es existieren so viele wissenschaftlich überzeugende Beweise für diese wertvollen Fettsäuren marinen Ursprungs, dass es heute kein Argument mehr dafür gibt, die nahrungsergänzende Aufnahme von diesen langkettigen Omega-3-Fettsäuren grundsätzlich abzulehnen. Das gilt umso mehr, je weniger die natürlichen Nahrungsquellen, wie zum Beispiel fetthaltiger Fisch, gegessen werden. Wir werden Sie in den folgenden Kapiteln noch ausführlicher darüber informieren, wo sich konkret deren Einsatz – sowohl vorbeugend als auch diätetisch-therapeutisch – lohnt und in welchen Fällen sogar eine sinnvolle Kombination von hoch wirksamen Arzneimitteln mit EPA und DHA ausdrücklich geraten werden kann.

Das Informationsangebot zu Omega-3-Fettsäuren nimmt nicht nur für interessierte Laien, sondern gerade auch für Fachkreise ständig zu. Besonders der Arbeitskreis Omega-3 (Adresse im hinteren Teil dieses Buches) setzt sich für eine wissenschaftlich seriöse Aufklärung zu diesen gesundheitlich überaus wertvollen Premium-Nahrungsfettsäuren ein. Doch kommen wir zurück zu den grundlegenden Wirkmechanismen der langkettigen Omega-3-Fettsäuren EPA und DHA als Zellmembran- und Eicosanoidbausteine.

Eicosanoide – hormonelle Signalstoffe

Die Bezeichnung Eicosanoide leitet sich ab von „eicosa", dem griechischen Wort für zwanzig. Eicosanoide sind Verbindungen, die u. a. aus 20 Kohlenstoffatomen bestehen. Sie werden im Körper aus mehrfach ungesättigten Fettsäuren mit ebenso vielen C-Atomen gebildet.

Im Zusammenhang mit den Eicosanoiden sind besonders die beiden C-20-Fettsäuren EPA Eicosapentaensäure (Omega-3) und Arachidonsäure (Omega-6) von Interesse. Beide sind Ausgangssubstanzen für ein kompliziert abgestimmtes hormonelles Reglersystem, das durch die unterschiedlich hohe Zufuhr dieser beiden Fettsäuren mit der Nahrung beeinflusst werden kann. Dadurch können wiederum die außerordentlich vielfältigen Wirkungen dieser Stoffwechselregler moduliert werden.

Dabei bedeutet ein biochemisches Gleichgewicht von Eicosanoiden mit gegensätzlichen Wirkungen Gesundheit, ein Ungleichgewicht Krankheit. Diese stark vereinfachte Sichtweise führt manchmal zur Bezeichnung von guten und schlechten Eicosanoiden, wobei die guten zur Gefäßerweiterung, Blutgerinnungshemmung, Entzündungshemmung, Verringerung der Schmerzübertragung und Stimulierung der Immunantwort führen sollen. Den schlechten hingegen werden gegenteilige Effekte zugeschrieben, insbesondere Gefäßverengung und Gerinnungsförderung sowie Entzündungsförderung.

Den aus der Omega-3-Fettsäure EPA gebildeten Eicosanoiden kommen die gesundheitsfördernden Eigenschaften und den aus der Omega-6-Fettsäure Arachidonsäure die eher gesundheitsnachteiligen Effekte zu.

Insgesamt kann damit der günstige Einfluss einer Omega-3-EPA- und -DHA-reichen Ernährung im Hinblick auf eine Vielzahl von Erkrankungen wie Fettstoffwechselstörungen, arteriosklerotischen Gefäßveränderungen, Störungen der Blutgerinnung, Bluthochdruck und chronisch-entzündliche Erkrankungen erklärt werden. Omega-3 ist also kein Wundermittel, sondern ein physiologisch plausibles Wirkprinzip!

!

Je nach Ausgangssubstanz weisen Eicosanoide unterschiedliche beziehungsweise entgegengesetzte Wirkungsmechanismen auf.

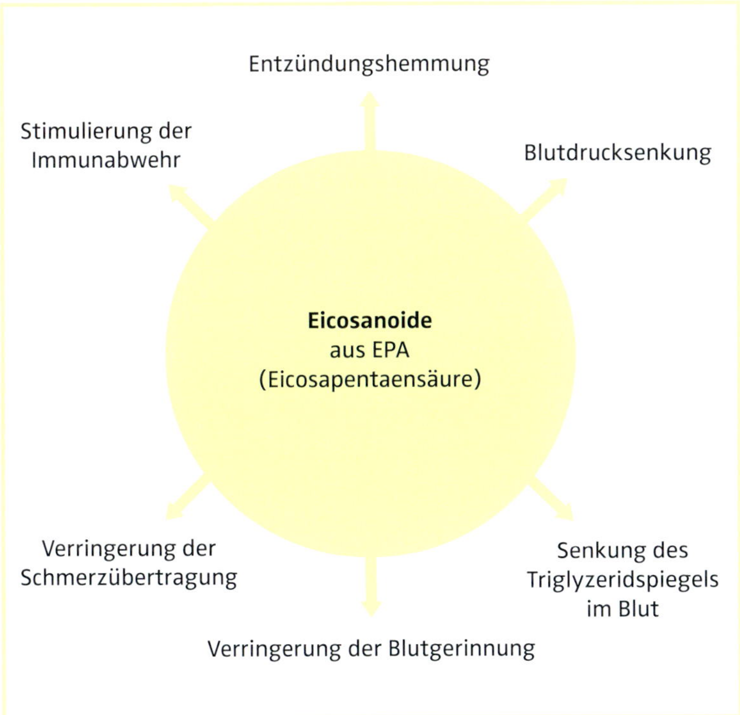

Gesundheitsfördernde Eigenschaften der aus EPA gebildeten Eicosanoide

OMEGA-3-EPA UND -DHA: ALLES GUTE FÜR HERZ UND KREISLAUF

Das derzeit am besten mit klinischen und Beobachtungsstudien belegte Einsatzgebiet von langkettigen Omega-3-Fettsäuren ist die Vorbeugung gegen Herz-Kreislauf-Erkrankungen einschließlich deren lebensbedrohlichen Komplikationen wie z. B. dem Herzinfarkt. Herz-Kreislauf-Erkrankungen sind in westlichen Industrieländern seit Langem die Haupttodesursache. Ausgangspunkt für die Erforschung des lebensrettenden Omega-3-Schutzes sind die Beobachtungen an Bevölkerungsgruppen, die traditionell eine fischreiche Ernährung wählen.

> **!**
> Forscher vermuteten schon vor einigen Jahrzehnten, dass der Verzehr von Seefisch sich günstig auf Herz-Kreislauf-Erkrankungen auswirkt.

Wie so häufig in der Ernährungswissenschaft wurde man auf den positiven Einfluss von Seefisch auf die Blutgefäße aufgrund wissenschaftlicher Beobachtungen aufmerksam. Bereits Anfang der 1950er-Jahre vermuteten norwegische Wissenschaftler, dass der vermehrte Verzehr von Seefisch die Sterblichkeit an Herz-Kreislauf-Erkrankungen sowie das Risiko von Thrombosen und Embolien im Anschluss an Operationen senkt.

Die entscheidenden Erkenntnisse glaubte man damals durch Berichte dänischer Forscher in Händen zu halten: Ausgehend von der Tatsache, dass ein hoher Fettverzehr die Entwicklung arteriosklerotischer Gefäßveränderungen steigert, verglich man die Sterblichkeitsraten an akutem Herzinfarkt bei Dänen und in Grönland lebenden Inuit (Eskimos). Obwohl der Fettkonsum bei den Inuit weit über dem in Dänemark lag, war die Rate tödlicher Infarkte bei den Dänen anscheinend viel höher. Die Vermutung, die Omega-3-Fettsäuren EPA und DHA aus dem Fett von Fischen arktischer Gewässer könnten eine Schutzfunktion für Herz und Kreislauf haben, ist seitdem unter der Bezeichnung „Grönland Paradox“ bekannt geworden. Sie kann als der Ausgangspunkt der Omega-3-Forschung betrachtet werden.

Schon Anfang der 1960er-Jahre stellten dänische Forscher eine Verbindung her zwischen der reichlichen Aufnahme an Omega-3-reichem Fisch-, Wal- und Robbenfett bei in Grönland lebenden Inuit und dem bei ihnen anscheinend seltenen Vorkommen von Herzinfarkten.

Heute wissen wir aufgrund moderner statistischer Verfahren und Auswertungen, dass die Datenbasis für die angestellten Schlussfolgerungen eigentlich gar nicht ausreichend war. Und auch wenn sich später herausstellte, dass die Beobachtungen und Schlussfolgerungen, die zur Formulierung des sogenannten „Grönland-Paradox“ geführt haben, nicht mehr den heutigen wissenschaftlichen Anforderungen entsprechen, so haben sie dennoch als Initialzündung für die weitere Forschung dem Omega-3-Thema einen wertvollen Dienst erwiesen.

Die Schutzeffekte und die Wirkmechanismen der Omega-3-Fettsäuren sind weitgehend bekannt. Sie senken erhöhte Konzentrationen von Triglyzeriden (Neutralfetten) im Blut, wirken positiv auf erhöhte Blutdruckwerte und verringern das Zusammenklumpen der Blutplättchen (Thrombozyten). Dadurch verbessern sie die Fließeigenschaften des Blutes. Außerdem wird der Herzrhythmus stabilisiert und damit Rhythmusstörungen vorgebeugt.

Dass bereits ein geringer Fischverzehr vorteilhaft ist, geht aus einer holländischen Studie hervor: 1985 wurde von Forschern um Professor Daan Kromhout nach einer 20-jährigen Beobachtungszeit an 852 Männern festgestellt, dass ein wöchentlicher Verzehr von zwei bis drei Fischmahlzeiten (das entspricht zirka 30 Gramm Fisch pro Tag) zu einer Senkung der Infarktsterblichkeit von 50 Prozent im Vergleich zu „Nicht-Fischessern“ führte.

Diese Studie begründet den Ausgangspunkt der Empfehlung, zwei bis drei Portionen Fisch pro Woche zu essen!

Im Anschluss möchten wir viele zusätzliche Studien anführen, die es nachvollziehbar machen, dass immer häufiger auch hierzulande und weltweit von Ärzten die langkettigen Omega-3-Fettsäuren gezielt bei Herz-Kreislauf-Erkrankungen eingesetzt werden. Insbesondere empfiehlt die Amerikanische Herzgesellschaft (American Heart Association, AHA) bereits seit einiger Zeit gesunden Menschen und Herzkranken, Omega-3-Fettsäuren (EPA und DHA) durch mindestens zwei Fischmahlzeiten pro Woche zu sich zu nehmen. Welche Fische besonders geeignet sind, lesen Sie auf Seite 100 f.

Bereits ein geringer Fischverzehr ist vorteilhaft

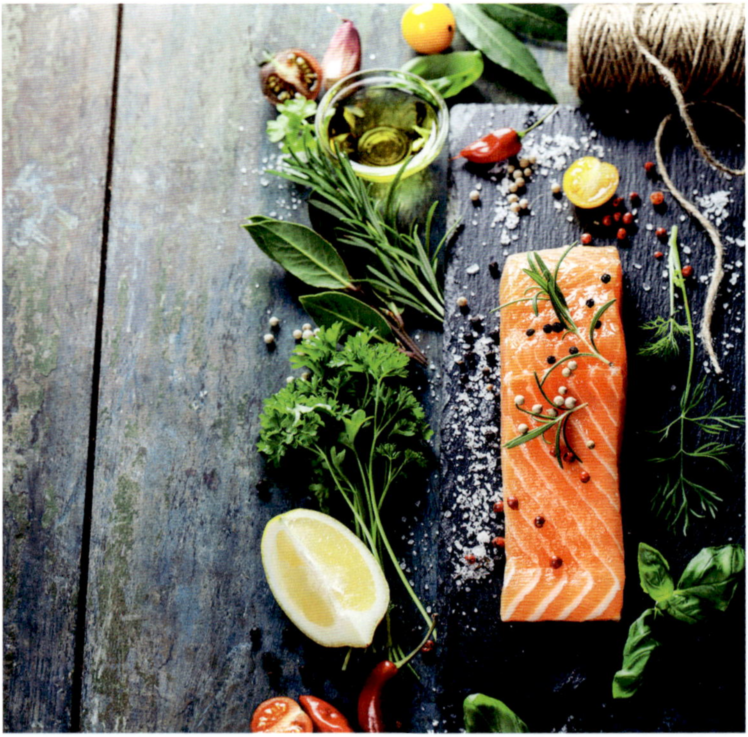

Wichtige Herz-Kreislauf-Studien

Inzwischen gibt es weltweit mehr als 17 000 wissenschaftliche Arbeiten, die vor allem den marinen Omega-3-Fettsäuren EPA und DHA einen ganz besonders hohen gesundheitlichen Nutzen für Herz, Kreislauf und Stoffwechsel bescheinigen. Dabei untersuchten Forscher einerseits, ob EPA/DHA bei Gesunden der Entwicklung von Herz-Kreislauf-Erkrankungen vorbeugen können (sogenannte Primärprävention). Andererseits wurde erforscht, ob EPA/DHA Menschen mit einer bestehenden Erkrankung davor schützen, dass sich ihr Zustand beispielsweise durch einen erneuten Herzinfarkt verschlechtert (sogenannte Sekundärprävention).

!

Weltweit gibt es mehr als 17 000 wissenschaftliche Arbeiten zum hohen gesundheitlichen Nutzen von EPA und DHA für Herz, Kreislauf und Stoffwechsel.

Primärprävention: So profitieren Gesunde

Dr. Christine Albert und Kollegen (2002) entnahmen im Rahmen der groß angelegten Physicians' Health Study Männern im Alter von 40 bis 84 Jahren, die bisher keine klinisch manifeste Herzkrankheit aufwiesen, Blutproben. Sie machten dabei eine bemerkenswerte Entdeckung: Personen mit niedrigen Blutkonzentrationen an EPA/DHA hatten ein deutlich höheres Risiko für den plötzlichen Herztod als Personen mit höheren Blutkonzentrationen dieser Omega-3-Fettsäuren, obwohl bis dato keine Hinweise für eine Durchblutungsstörung am Herzen vorlagen.

Professor Frank Hu und Kollegen (2002) untersuchten bei 84 688 Frauen im Alter von 34 bis 59 Jahren den Zusammenhang zwischen Fischverzehr bzw. der Zufuhr an Omega-3-Fettsäuren und dem Risiko für eine koronare Herzerkrankung. Sie kamen zu dem Ergebnis, dass sich durch eine höhere Zufuhr an EPA/DHA die Anzahl tödlicher Herzinfarkte signifikant vermindern lässt.

Beeindruckend ist auch das Ergebnis einer weiteren großen epidemiologischen Studie aus den USA (2005) mit mehr als 45 000 Teilnehmern ohne Herz-Kreislauf-Erkrankung bei Studienbeginn. Forscher um Dr. Dariush Mozaffarian an der Harvard Medical School in Boston kamen zu dem Ergebnis, dass 250 Milligramm EPA/DHA pro Tag das Risiko für plötzlichen Herztod um 40 bis 50 Prozent verringern!

Frauenherzen brauchen besonderen Schutz

Der Herzinfarkt ist bei Frauen nach den Wechseljahren mittlerweile die Todesursache Nummer eins – noch vor Brustkrebs und Schlaganfall. Die meisten Herzinfarkte vor den Wechseljahren dagegen verursacht die besonders gefährliche Kombination aus Nikotinkonsum und Anti-Baby-Pille.

Psychosoziale Faktoren wie dauerhafter, unbewältigter Stress, vor allem im familiären Bereich, belasten Frauen stärker als Männer. Deshalb sollten sie ganz besonders auf einen guten EPA-/DHA-Schutz achten. Für sie gilt daher in besonderem Maße: Ein regelmäßiger Fischverzehr bzw. die alternative Zufuhr der Omega-3-Fettsäuren EPA/DHA durch geeignete Produkte dient der Vorbeugung von Herz-Kreislauf-Erkrankungen. Das Risiko für Frauen, an einem plötzlichen Herztod zu sterben, lässt sich dadurch deutlich verringern. Studien zufolge scheint eine Halbierung des Risikos möglich.

Sekundärprävention: Schutz für Risikogruppen

!

Omega-3-Fettsäuren machen einen Reinfarkt mit tödlichem Ausgang unwahrscheinlicher.

Ein Herzinfarkt ist ein einschneidendes Erlebnis. Omega-3-Fettsäuren machen einen erneuten Infarkt (Reinfarkt) mit tödlichem Ausgang unwahrscheinlicher. Im Jahr 1989 gab es dazu eine Aufsehen erregende Studie (Diet and Reinfarction Trial, DART) – diesmal aus England: Dr. Michael Burr und seine Kollegen untersuchten über zwei Jahre lang 2033 Männer nach einem erlittenen Myokardinfarkt. Einer Teilgruppe wurde geraten, entweder reichlich Fisch oder täglich drei Fischöl-Kapseln zu verzehren. Bei dieser Gruppe gab es nach zwei Jahren 29 Prozent weniger Todesfälle als in der Kontrollgruppe, die sich wie vor dem erlittenen Infarkt ernährte.

Dass Omega-3-Fettsäuren das Risiko eines tödlichen Reinfarkts um 30 Prozent senken, ergibt sich nicht nur aus der DART-, sondern auch aus der GISSI-Studie (Gruppo Italiano per lo Studio della Sopravvivenza nell'infarcto miocardico). Die GISSI-Studie (1999) aus Italien stellt einen Meilenstein in der Herz-Kreislauf-Forschung dar. In dieser Studie, an der mehr als 11 000 Patienten aus 172 italienischen Krankenhäusern teilnahmen, wurde der Nachweis einer Schutzwirkung von EPA und DHA für das Herz erbracht. Alle Patienten hatten drei Monate zuvor einen Herzinfarkt erlitten. Das Ergebnis: Bei den Teilnehmern, die täglich 1 Gramm EPA und DHA zusätzlich zur seinerzeit optimalen medikamentösen Therapie erhielten, sank das Risiko für tödliche Infarkte und Schlaganfälle um 30 Prozent gegenüber denen, die ein Scheinpräparat (Placebo) erhielten. Hierfür war unter anderem entscheidend, dass Omega-3-Fettsäuren ausgeprägte Wirkungen gegen Herzrhythmusstörungen haben. Diese stellen nach einem eingetretenen Herzinfarkt die größte Gefahr für einen plötzlichen Herztod dar. Das Risiko für den plötzlichen Herztod sank sogar um 45 Prozent. EPA und DHA sind daher ein Trumpf gegen den wiederholten Herzinfarkt. Auch aus anderen Teilen der Erde bestätigen Forscher diese Ergebnisse.

Studien mit großen Teilnehmerzahlen belegen ferner, dass sich durch Einnahme von EPA und DHA erhöhte Blutfettwerte und ein erhöhter Blutdruck – als Risikofaktoren für Herz-Kreislauf-Erkrankungen – senken lassen und sich damit das Risiko für einen erneuten Herzinfarkt deutlich verringert. Dies bestätigt die Analyse einer großen Anzahl von Studien zum Thema Omega-3 und Risiko für koronare Herzerkrankung durch eine internationale Forschergruppe um Dr. Dominik D. Alexander vom EpidStat Institute, Michigan (USA) aus dem Jahr 2017. Die Wissenschaftler konnten durch ihre Meta-Analyse nachweisen, dass insbesondere jene Personen, die ein erhöhtes Risiko für Herz-Kreislauf-Erkrankungen aufweisen, von einer vermehrten Zufuhr der Ome-

> **!**
> Infarkt- und (Hoch-)Risiko-Patienten haben deutlich bessere Überlebenschancen, wenn sie gut mit den Omega-3-Fettsäuren EPA und DHA versorgt sind.

ga-3-Fettsäuren EPA und DHA profitieren können. Dies trifft beispielsweise auf Personen mit erhöhten Triglycerid- und LDL-Cholesterin-Werten zu. Aber auch die Bedeutung der Omega-3-Fettsäuren für die Vorbeugung von Herz-Kreislauf-Erkrankungen konnte eindeutig bestätigt werden.

Warum wurde in einigen Studien keine Schutzwirkung gefunden?

Einige Untersuchungen der letzten Jahre stellten infrage, ob die Einnahme von Omega-3-Fettsäuren das Fortschreiten von Herz-Kreislauf-Erkrankungen verringert. So wurden klinische Studien veröffentlicht, in denen Herz-Kreislauf-Patienten, die Omega-3-Supplemente einnahmen, keinen Vorteil gegenüber denen hatten, die das nicht taten. Diese Ergebnisse nahmen manche Medien zum Anlass, um von einer angeblichen Wirkungslosigkeit der Omega-3-Fettsäuren zu berichten. Dies trifft so jedoch absolut nicht zu. Wie kann es aber sein, dass die Omega-3-Fettsäuren nicht immer gleich wirksam sind?

Die wichtigste Erklärung scheint zu sein, dass es mittlerweile insbesondere bei Erkrankungen von Herz und Kreislauf sehr ausgefeilte, äußerst effektive Therapieprogramme gibt, die sowohl die Einnahme bestimmter Medikamentenkombinationen als auch operative Eingriffe umfassen. Das lässt nur noch wenig Raum für zusätzliche Wirkungen eines Nähr- und Naturstoffs wie Omega-3-Fettsäuren.

Verständlicherweise fallen die Ergebnisse aktueller Studien mit Zulagen von Omega-3-Fettsäuren oftmals nicht so deutlich aus. Doch die Praxis zeigt einerseits: Längst nicht allen Erkrankten wird eine optimale Therapie zuteil. Andererseits lässt sich aus Studien der Schluss ziehen, dass eine Omega-3-Zulage das Risiko des plötzlichen Herztods zwar moderat, aber signifikant senkt (Kevin Maki et al. 2017). Da die Schutzeffekte von Omega-3-Fettsäuren gut belegt sind und ihre Einnahme nebenwirkungsfrei ist, wird auch ein geringerer positiver Effekt als wichtig erachtet. Daher wird bei einer Herz-Kreislauf-Erkrankung empfohlen, täglich etwa 1 Gramm EPA/DHA zu sich zu nehmen.

Ein weiterer für die Zukunft wichtiger Aspekt ist, dass sich Ergebnisse von Studien nicht vergleichen lassen, wenn vor ihrem Beginn bei den Teilnehmer nicht der Omega-3-Index – sprich ihr Versorgungsstatus – gemessen wurde. Verabreicht man allen Probanden dieselbe Omega-3-Menge, egal ob sie einen Mangel haben oder gut versorgt sind, verzerrt dies die Ergebnisse. Für zukünftige Studien sind studienbegleitende Messungen des Omega-3-Indexes daher unerlässlich.

Omega-3 als Herzschutz

Insgesamt besteht Konsens, dass eine ausreichende EPA/DHA-Aufnahme in Form von Fisch und/oder Nahrungsergänzungsmitteln bereits in der Primärprävention mit einem erniedrigten kardiovaskulären Risiko verbunden ist. Das spiegelt sich auch in der Bewertung der Deutschen Gesellschaft für Ernährung (DGE) wider, die es aufgrund der Studienlage für überzeugend erachtet, dass EPA und DHA vor tödlichen Herzkrankheiten schützen können.

Auch die Europäische Behörde für Lebensmittelsicherheit (European Food Safety Authority, EFSA) befürwortet aus diesem Grund die Aussage, dass eine Aufnahme von 250 Milligramm EPA/DHA pro Tag zu einer normalen Herzfunktion beiträgt.

Empfehlungen von Fachgesellschaften wie der International Society for the Study of Fatty Acids (ISSFAL) reichen bis 500 Milligramm EPA/DHA pro Tag, der Arbeitskreis Omega-3 empfiehlt – unter Berücksichtigung der Empfehlungen weiterer Fachgesellschaften – mehr als 300 Milligramm EPA/DHA täglich.

Wichtig ist, dass sich diese Empfehlungen auf gesunde Menschen beziehen. Omega-3-Fettsäuren können aber auch davor

> **!** Viele Experten befürworten eine Aufnahme von Omega-3 zum Schutz des Herzens.

schützen, dass sich bei Personen mit einer bestehenden Krankheit der Zustand verschlechtert. Das kennzeichnet den Bereich der Sekundärprävention.

Wie viel Fisch ist für diese Risikogruppen sinnvoll? Bei der Analyse einer großen Anzahl Studien zum Thema Omega-3-Fettsäuren haben Dr. Peter Marckmann und Kollegen aus Dänemark 1999 ermittelt, dass insbesondere jene Personen von einem regelmäßigen Fischverzehr profitieren können, die ein erhöhtes Risiko für Herz-Kreislauf-Erkrankungen aufweisen. Hier kann ein täglicher Verzehr von 40 bis 60 Gramm zu einer 40- bis 60-prozentigen Verringerung der Sterblichkeit an koronarer Herzerkrankung führen.

Die American Heart Association empfiehlt in ihren Empfehlungen aus dem Jahr 2017 Menschen, die einen Herzinfarkt erlitten haben, die Einnahme von mindestens 1000 Milligramm EPA/DHA pro Tag.

Wichtig zu wissen ist, dass auch bei Menschen im Alter von über 65 Jahren der Fischverzehr dem Herzschutz dient. Das Ergebnis der Cardiovascular Health Study (CHS-Studie) aus dem Jahr 2003 ist da eindeutig.

Der Internist Dr. med. Peter Singer, einer der Pioniere der Omega-3-Forschung, bringt die Ergebnisse zur blutgefäß- und herzschützenden Wirkung auf den Punkt: „Die genannte Vielzahl antiatherogener Wirkungen wird durch keinen anderen Naturstoff und kein Arzneimittel erreicht.“

Der Omega-3-Index

Aufgrund der vielfältigen positiven Effekte einer guten Omega-3-Versorgung für das Herz-Kreislauf-System betrachten bereits heute einige Forscher den sogenannten „Omega-3-Index“ als neuen eigenständigen Risikofaktor für das Sterberisiko an koronarer Herzerkrankung. Dahinter verbirgt sich folgender Zusammenhang: Ein niedriger Index bedeutet eine schlechte Versorgung mit EPA und DHA und damit einen schlechteren Schutz des Herz-Kreislauf-Systems.

Wie bereits dargestellt, haben zahlreiche Studien gezeigt, dass eine fischreiche Ernährung oder die Einnahme von EPA/DHA als Supplemente das Auftreten kardiovaskulärer Krankheiten unwahrscheinlicher macht. Noch deutlicher wird der Zusammenhang, wenn man nicht nur ermittelt, wie viel EPA und DHA verzehrt wurde, sondern wie viel davon wirklich in den Geweben des Körpers angekommen ist und eingebaut wurde, d. h. dort, wo Omega-3-Fettsäuren ihre Wirkungen entfalten.

Der amerikanische Forscher Professor William Harris aus Kansas City und der Münchner Kardiologe Professor Clemens von Schacky (2004) untersuchten daher eine Vielzahl von Studien darauf, inwieweit eine wissenschaftlich nachweisbare Beziehung zwischen der Gewebekonzentration an EPA und DHA – also dem „Omega-3-Index" – und einer Risikovorhersage für den plötzlichen Herztod besteht. Sie kamen bei der Betrachtung der durch die Ernährung verursachten Gehalte im Blut bzw. in den roten Blutkörperchen (Erythrozyten) zu einem bemerkenswerten Ergebnis: Ist der Spiegel der beiden Omega-3-Fettsäuren EPA und DHA in den Membranen der roten Blutkörperchen niedrig (unter 4 Prozent), dann ist der plötzliche Herztod zehnmal so wahrscheinlich wie bei einem hohen Spiegel (über 8 Prozent)!

Aus ihren Erkenntnissen entwickelten die beiden Forscher ein standardisiertes Messverfahren – den sogenannten HS-Omega-3 Index (das „HS" steht für Professor Harris (H) und Professor von Schacky (S)). Der HS-Omega-3 Index gibt die Konzentration an EPA/DHA in den Membranen der roten Blutkörperchen in Prozent an – also den Anteil an EPA/DHA an allen Fettsäuren in der Membran. Diese Konzentration entspricht der in anderen Körpergeweben. Beim HS-Omega-3 Index gilt die Faustregel: Je höher, desto besser! Idealerweise sollte er mit Blick auf die Herz-Kreislauf-Gesundheit und Gehirnfunktion zwischen 8 und 11 Prozent liegen.

!

Falls Sie Ihren Omega-3-Index einmal bestimmen lassen möchten, sprechen Sie am besten mit Ihrem Arzt darüber. Kontaktadressen finden Sie aber auch auf der letzten Seite dieses Buches.

!

Der HS-Omega-3 Index ist ein standardisiertes Messverfahren, das die Konzentration an EPA/DHA in den Membranen der roten Blutkörperchen in Prozent angibt.

Omega-3-Index von 8 bis 11 Prozent

Ein Omega-3-Index in dieser Größenordnung geht mit einer ganzen Reihe von positiven Effekten für unsere Gesundheit einher:

- geringeres Sterberisiko
- weniger Fälle von plötzlichem Herztod und Herzinfarkten
- höhere Wahrscheinlichkeit einer optimalen Hirnstruktur und -funktion (z. B. Erinnerungsvermögen, Aufmerksamkeitsspanne, Auftreten von Depression)

Der Versorgungszustand mit Omega-3

Auf dem HS-Omega-3 Index beruhen inzwischen nahezu 180 wissenschaftliche Veröffentlichungen in internationalen Fachmagazinen, zahlreiche Forschungsprojekte wurden abgeschlossen, und eine Vielzahl ist weltweit im Gange. Diese einzigartig umfassende Datenbasis ist Grundlage für den Einsatz des HS-Omega-3 Index in der klinischen Routinediagnostik. Untersuchungen hierzulande zeigen: Er ist bei drei Vierteln der Menschen zu niedrig – das heißt, er liegt unterhalb des wünschenswerten Bereichs zwischen 8 und 11 Prozent.

Wie nützlich es ist, den Versorgungszustand mit Omega-3 zu bestimmen, zeigt die im Jahr 2016 veröffentlichte LURIC-Studie („LUdwigshafen RIsk and Cardiovascular Health"-Studie). Professor Clemens von Schacky von der Medizinischen Klinik und Poliklinik I am LMU-Klinikum, der die Untersuchung initiiert und

Omega-3-Index-Bereiche

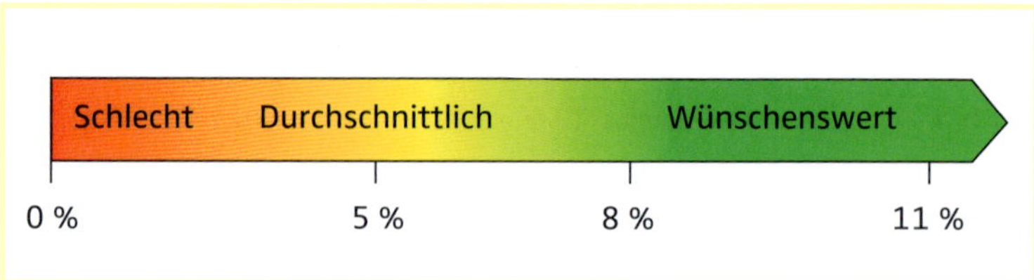

koordiniert hat, fasst die Ergebnisse wie folgt zusammen: „Die aktuellen Ergebnisse zeigen, dass hohe Spiegel von EPA und DHA einzeln und gemeinsam mit einem längeren Leben assoziiert sind, unabhängig von allen anderen Einflüssen oder Risikofaktoren. Das bedeutet, dass niedrige Spiegel von EPA und DHA eigenständig ein Risiko für einen frühen Tod bedeuten."

Dr. Rajiv Chowdhury und seine Kollegen von der Universität Cambridge haben 2014 in ihre Analyse die Daten einer Vielzahl von Studien mit insgesamt über 500 000 Personen aufgenommen und diese einer Gesamtauswertung unterzogen – einer sogenannten Meta-Analyse. Für mehr als 25 000 Personen lagen dabei Messungen zu den Omega-3-Spiegeln im Blut vor. Dabei stellte sich heraus, dass höhere Spiegel mit einer um 25 Prozent niedrigeren Rate für koronare Ereignisse verknüpft waren.

Unterstützung von Arzneimitteln durch Omega-3

Arzneimittel wirken spezifisch. So vermindern beispielsweise Medikamente, die Statine enthalten, vorzugsweise das LDL-Cholesterin und den Entzündungsmarker CRP (C-reaktives Protein). Arzneien mit Fibraten verringern die Triglyzeride, ACE-Hemmer den Blutdruck, Acetylsalicylsäure die Thrombozytenaggregation und Betarezeptorenblocker Herzrhythmusstörungen.

Weisen Betroffene mehrere Risikofaktoren für das Entstehen einer koronaren Herzkrankheit auf, wie beispielsweise das sogenannte Metabolische Syndrom, ergibt sich für den Arzt oft die Notwendigkeit, mehrere Arzneimittel zu kombinieren. Das führt dann neben einer Einschränkung von Lebensqualität zu einer vermehrten Gefahr von Nebenwirkungen. Diese gefürchteten Nebenwirkungen sind bei Omega-3-Fettsäuren, als natürlicherweise in unserer Nahrung vorkommende Substanzen, gerade nicht zu befürchten. Daher eignen sie sich für den langfristigen Einsatz im Rahmen nichtmedikamentöser Maßnahmen hervorragend zur gleichzeitigen Behandlung mehrerer Risikofaktoren. Deshalb liegt es nahe, je nach Befund die Omega-3-Fettsäuren EPA und DHA mit Arzneimitteln, wie zum Beispiel Fibraten, Statinen oder auch blutdrucksenkenden Medikamenten zu kombinieren. Natürlich sollte dies immer nur in Absprache mit dem Arzt erfolgen.

Das Metabolische Syndrom ist eine Sammelbezeichnung für verschiedene Krankheiten und Risikofaktoren für Herz-Kreislauf-Erkrankungen. Der griechische Begriff „metabolisch" bedeutet stoffwechselbedingt.

Die Krankheitenkonstellation beim Metabolischen Syndrom

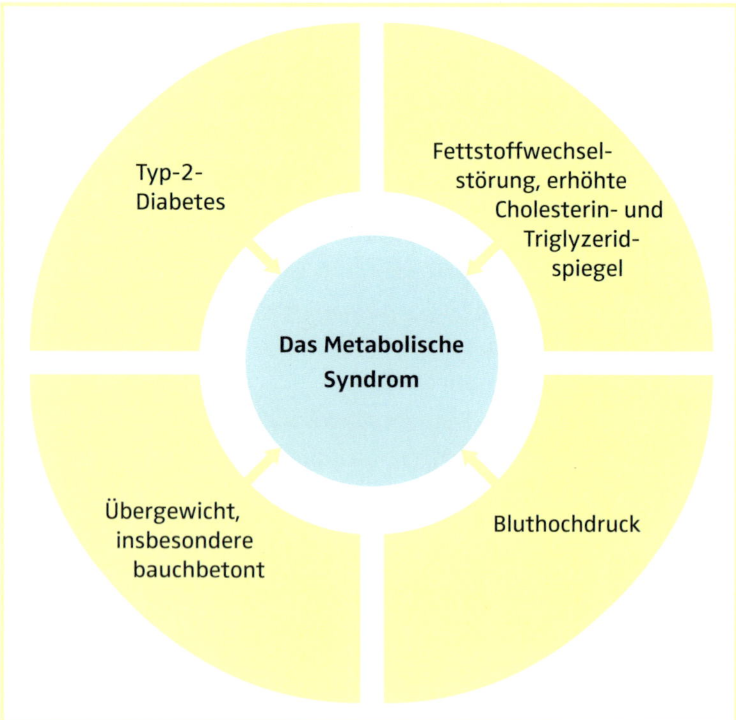

Die Auswertung einer großen japanischen Studie (JELIS) hat für Menschen mit Hypercholesterinämie und anderen kardiovaskulären Risikofaktoren eine signifikante zusätzliche Verminderung der Häufigkeit von plötzlichem Herztod und anderen koronaren Ereignissen ergeben, wenn neben einem Cholesterinsynthesehemmer auch die Omega-3-Fettsäure EPA ergänzend zur Therapie eingesetzt wurde. Dabei erwies sich die zusätzliche EPA-Gabe bei der Konstellation „erhöhter Triglyceridspiegel/erniedrigte HDL-Cholesterin-Konzentration“ als besonders effektiv.

Dazu passen die Ergebnisse einer weiteren Meta-Analyse aus dem Jahr 2017 sehr gut ins Bild. Forscher aus Jordanien und Kanada werteten über 170 klinische Studien aus, die die Wirkung von Omega-3-Supplementen auf Risikofaktoren für Herz-Kreislauf-Erkrankungen untersucht haben. Die Ergebnisse bestätigen sowohl den blutfett- als auch den blutdrucksenkenden Effekt von EPA und DHA sowie eine positive Wirkung auf den Herzrhythmus und eine entzündungshemmende Wirkung. Freilich kommt es hier auf die richtige Menge an Omega-3 an. Diesem wichtigen Thema haben wir daher ein eigenes Kapitel gewidmet.

!

Studien bestätigen den blutfett- und blutdrucksenkenden Effekt von EPA und DHA.

Omega-3-Fettsäuren – Schutzpatrone fürs Herz

Die vorangegangenen Ausführungen lassen folgerichtig ein hohes Schutzpotenzial erwarten. Konkret bedeutet dies: Omega-3-Fettsäuren helfen auf „sanfte“ Weise bei der Beseitigung wesentlicher Risikofaktoren der Arteriosklerose und ihrer Folgeerkrankungen wie koronare Herzkrankheit (KHK), Herzinfarkt und Schlaganfall. Die positive Wirkung der Omega-3-Fettsäuren auf Herz und Gefäße geht dabei auf eine Vielzahl von Wirkungen zurück, die sich gegenseitig ergänzen und verstärken.

Die wichtigsten Effekte von Omega-3-Fettsäuren zur Vorbeugung von koronarer Herzkrankheit (KHK)

- Senkung von erhöhten Blutfettwerten, Serumtriglyzeriden (Neutralfette)
- Verminderung von LDL-Cholesterin
- Erhöhung von HDL-Cholesterin
- Senkung von erhöhtem Blutdruck
- Hemmung des Zusammenklebens von Blutplättchen
- Besserung der Fließeigenschaften des Blutes
- Gefäßerweiterung
- Entzündungshemmung
- Verringerung von Herzrhythmusstörungen

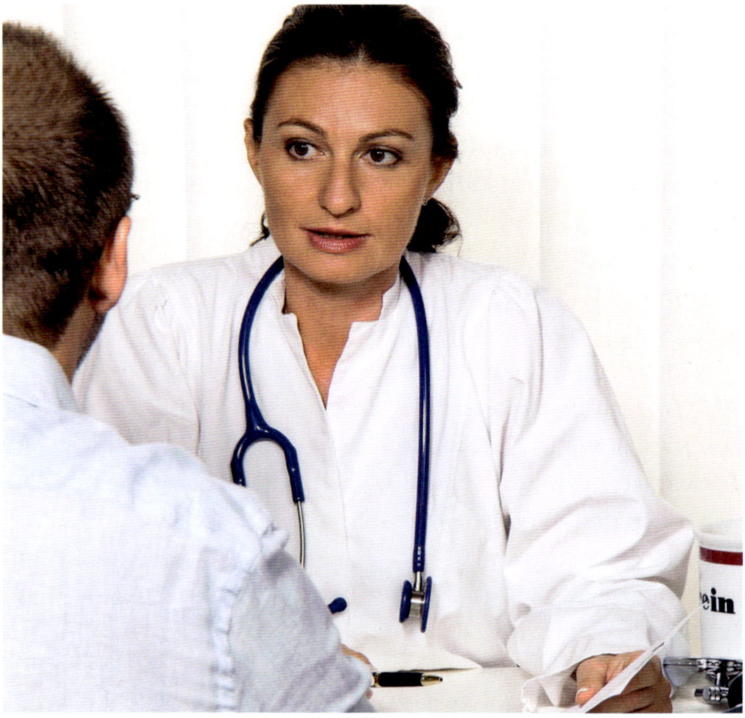

Sprechen Sie Ihren Arzt auf Omega-3-Fettsäuren an

Senkung der Blutfettwerte

Neben der Sekundärprävention des Herzinfarkts werden langkettige Omega-3-Fettsäuren (EPA/DHA) heute von Ärzten insbesondere zur Senkung erhöhter Triglyzeride empfohlen. Sie begünstigen ebenso wie erhöhte LDL-Cholesterinwerte im Blut die Entstehung einer Arteriosklerose, die dann wiederum das Risiko für Herz-Kreislauf-Erkrankungen erhöht.

Neben der Einschränkung des Zuckerkonsums, der Erhöhung der Ballaststoffzufuhr und dem Verzicht auf Alkohol sollten gezielt Omega-3-Fettsäuren-reiche Lebensmittel marinen Ursprungs und/oder entsprechende Nahrungsergänzungsmittel (Kapseln mit Fischöl, Krillöl oder EPA/DHA-Mikroalgenöl) bevorzugt werden. Sie können die Produktion von Triglyzeriden in der Leber einschränken, wie wissenschaftliche Forschungen beweisen: Die Forscher Dr. Helen Roche und Professor Michael Gibney stellten 1999 eine interessante Studie aus Dublin vor. Sie konnten in ihrer mit 67 jungen gesunden Freiwilligen über 16 Wochen durchgeführten Untersuchung zeigen, dass sich die Triglyzeride im Blut durch die Gabe von 1 Gramm Omega-3-Fettsäuren pro Tag um 25 bis 30 Prozent senken ließen. Bei Personen mit erhöhten Werten kann eine besonders starke Senkung der Triglyzeride um mehr als 50 Prozent erwartet werden.

Mittlerweile liegen Studien von Professor Francesco Visioli aus Italien und Professor Tom Saldeen aus Schweden zur Wirkung zugesetzter Omega-3-Fettsäuren aus Fischöl in Brot und Trinkmilch (Kuhmilch) vor. Die Dosierungen lagen im Bereich von 1 Gramm Fischöl pro Tag bzw. 300 Milligramm EPA und DHA jeweils als Austausch von Margarine, im Brot oder als Zusatz zu teilentrahmter Milch mit einem Gesamtfettgehalt von 1,7 Gramm pro 100 Milliliter. Beide Studien führen zu positiven Veränderungen der Blutfettwerte (Senkung der Triglyzeride, Erhöhung des HDL-Cholesterins).

Dass Omega-3-Fettsäuren in bereits moderaten Mengen positive Effekte auf die Triglyzeride im Blut haben können, belegen die Studienergebnisse kanadischer Forscher. Sie untersuchten im Jahr 2010, welche dosisabhängigen Effekte zu erwarten sind. Dabei hat sich im Rahmen der Auswertung von 15 klinischen Studien gezeigt, dass bereits bei einer Dosierung von 200 bis 500 Milligramm der Omega-3-Fettsäuren EPA/DHA pro Tag eine Reduzierung um 3,1 bis 7,2 Prozent der Ausgangswerte zu erwarten ist. Dies mag als Richtwert dienen. Individuell kann der Effekt größer oder kleiner sein.

Medizinische Fachgesellschaften empfehlen im Rahmen therapeutischer Maßnahmen in der Regel 2 Gramm EPA/DHA und mehr zur Senkungen erhöhter Triglyzeridkonzentrationen. Im Bedarfsfall, insbesondere bei stark erhöhten Blutfettwerten, sollte mit dem Arzt abgesprochen werden, welche Dosierung optimal ist.

Fazit: Omega-3-Fettsäuren können erhöhte Triglyzeridwerte im Blut deutlich senken und das „gute“ schützende HDL-Cholesterin deutlich erhöhen. Dadurch werden wichtige Risikofaktoren für Herzinfarkt entschärft. Wichtig dabei: Eine dauerhafte Zufuhr ausreichend hoher Mengen!

Das Cholesterin in Schach halten

Für viele ist das Cholesterin im Blut das Herz-Kreislauf-Risiko schlechthin. Doch Cholesterin ist im Körper zunächst eine wichtige Ausgangssubstanz, unter anderem für die Vitamin-D-Bildung in der Haut, die Produktion von Geschlechtshormonen und Gallensäuren. Der Cholesterinspiegel im Blut hängt von der Cholesterinzufuhr über die Nahrung und von der Produktion von körpereigenem Cholesterin in der Leber ab, die anlagebedingt und in Abhängigkeit von der Zufuhr der Nahrungsfettsäuren unterschiedlich sein kann.

Man unterscheidet zwei Arten von Cholesterin im Blut: das „schlechte“ LDL (Low-Density-Lipoprotein) und das „gute“ HDL

(High-Density-Lipoprotein). Ein deutliches Zuviel von LDL-Cholesterin kann sich nachteilig auswirken: Überschüssiges Cholesterin lagert sich leicht an den Gefäßwänden ab, vor allem wenn diese bereits (z. B. durch Rauchen oder Bluthochdruck) vorgeschädigt sind. Dadurch werden die Gefäße verengt und verhärtet, was zu verstopften Arterien und in Folge zum Herzinfarkt oder Schlaganfall führen kann.

Gut bei erhöhtem Blutdruck

Die regelmäßige Aufnahme von ausreichend hohen Mengen an marinen Omega-3-Fettsäuren kann einen erhöhten Blutdruck schonend senken.

20 Prozent der Bevölkerung der Industriestaaten leiden an erhöhtem Blutdruck (Hypertonie). Laut Hochdruckliga liegt der ideale Blutdruck bei 120/80 mmHg (Messgröße: Millimeter Quecksilbersäule). Von einem erhöhten Blutdruck spricht der Arzt, wenn mehrere Blutdruckmessungen Werte über 140/90 mmHg ergeben. Es wird geschätzt, dass allein in Deutschland zehn Millionen Menschen einen erhöhten Blutdruck haben.

Bluthochdruck ist ein Risikofaktor für Arteriosklerose, Herzinfarkt und Schlaganfall. Nierenstörungen sind weitere Folgen eines schlecht eingestellten Bluthochdrucks. Neben der medikamentösen Therapie, die vom Arzt überwacht wird, kann aber auch jeder selbst die eigene Blutdruckerkrankung beeinflussen.

Die blutdrucksenkenden Wirkungen von Omega-3-Fettsäuren fallen umso stärker aus, je höher die Ausgangswerte sind und je höher die Zufuhr an Omega-3-Fettsäuren ist. Die Wirkung der Omega-3-Fettsäuren ist immer darauf ausgerichtet, die normalen Körperfunktionen wiederherzustellen. Es kommt daher zu keiner unnatürlich hohen Absenkung von Blutdruck und Blutfettwerten!

!

Besonders günstig für den Blutdruck: reichlich Omega-3-Fettsäuren in Verbindung mit einer natriumarmen und kaliumreichen Kostform.

Förderung der Durchblutung

Voraussetzung für die ausreichende Versorgung mit lebenswichtigem Sauerstoff ist eine funktionierende Durchblutung. Sind die Fließeigenschaften des Blutes gut, so kann es selbst durch Gefäße, die bereits verengt sind, häufig noch in ausreichender Menge fließen. Störungen der Durchblutung können gefährliche Gefäßverschlüsse am Herzen mit der Folge eines Herzinfarkts, am Gehirn mit der Konsequenz eines Schlaganfalls sowie an der Lunge mit der Folge einer Embolie hervorrufen. Auch Augengefäße und die Halsschlagader können betroffen sein.

!

Der Bildung von Blutgerinnseln (Thrombosen) beugen Omega-3-Fettsäuren ebenfalls vor: Sie hemmen das Zusammenklumpen der für die Gerinnung verantwortlichen Blutplättchen.

Omega-3-Fettsäuren wirken hier gleich an mehreren Stellen. Neben der direkt gefäßerweiternden Wirkung kann auch die Blutviskosität verbessert werden, d. h., zähflüssiges Blut wird dünnflüssiger. Hinzu kommt die verstärkte Verformbarkeit der roten Blutkörperchen, die dann auch im Bereich der kleinsten Gefäße eine Verbesserung der Durchblutung bewirken können. Für die Durchblutung des Gefäßsystems ist neben einer guten Verformbarkeit der Blutkörperchen (Elastizität) die Weitstellung der Blutbahnen ausschlaggebend. Omega-3-Fettsäuren (EPA/DHA) sind darüber hinaus für einen stabilen Puls von Bedeutung, indem sie das Herz vor äußerst unangenehmen Störungen seiner regelmäßigen Schlagarbeit schützen (Herzrhythmusstörungen).

Durchblutungsfördernde Wirkungen

Omega-3-Fettsäuren haben durch die aus ihnen im Körper gebildeten Substanzen (Eicosanoide) günstige Wirkungen auf die Durchblutung:

- Erhöhung der Fließfähigkeit des Blutes
- Hemmung des blutdrucksteigernden Hormons Thromboxan A2
- Verminderung der Leukotrien-B4-Bildung (ein Stoff, der Entzündungen verstärkt)
- Senkung eines erhöhten Blutdrucks
- Senkung des Triglyzeridspiegels

Positiver Einfluss auf die Gerinnungsfaktoren

Omega-3-Fettsäuren können die Gerinnungseigenschaften des Blutes günstig beeinflussen. Je zähflüssiger das Blut, desto schneller gerinnt es. Als Folge davon steigt das Thromboserisiko. Omega-3-Fettsäuren aus Kaltwasserfischen (EPA/DHA) verlängern die Zeit der Blutgerinnung und können bei einer Arteriosklerose zu einer Verbesserung der Gerinnungsfaktoren beitragen. Dies geschieht, indem ein wesentlicher Gerinnungsfaktor, das Fibrinogen, positiv beeinflusst wird.

Omega-3-Fettsäuren (EPA/DHA) aus marinen Quellen fördern die Durchblutung

Eine Verlängerung der Blutungszeit durch Omega-3-Fettsäuren ist nicht so groß, dass man eine Gefahr eines Verblutens etwa nach einer Verletzung befürchten müsste!

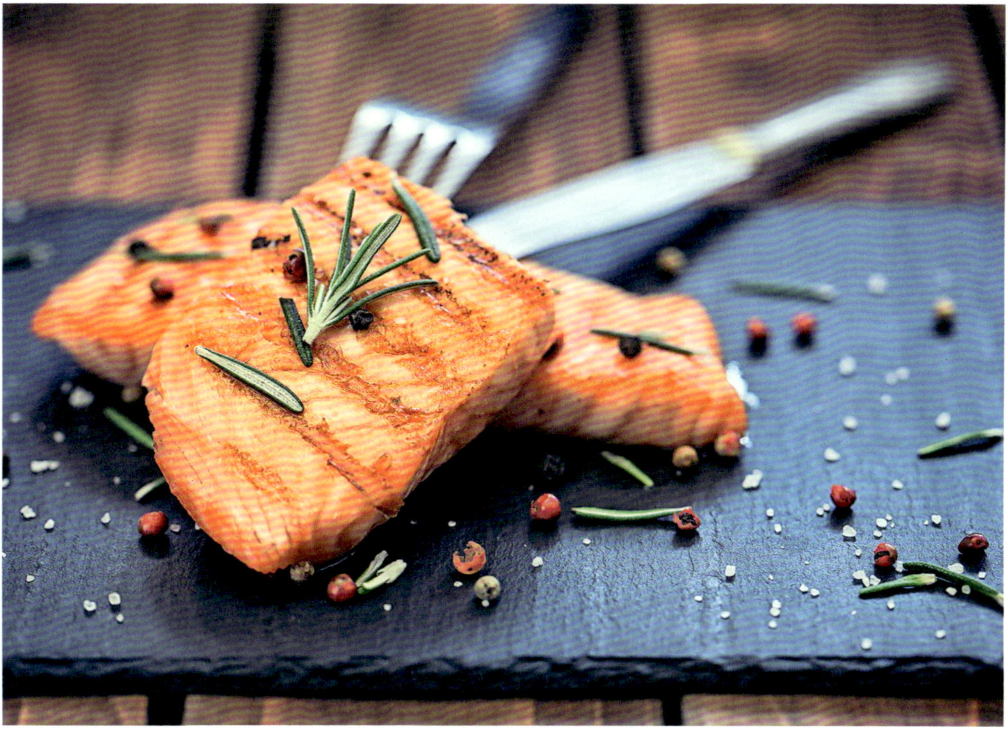

Schutz vor Herzrhythmusstörungen

In den 1980er- und 90er-Jahren wurde überwiegend der Einfluss der Omega-3-Fettsäuren auf Risikofaktoren der Arteriosklerose und damit der Vorbeugung von Arteriosklerose und koronarer Herzkrankheit untersucht. Nachdem die Forscher hier zu vielen wichtigen Erkenntnissen gelangt sind, stehen heute die direkten herzschützenden Eigenschaften – sprich Stabilisierung des Herzrhythmus – sowie der Schutz vor plötzlichem Herztod im Mittelpunkt.

Was sind Herzrhythmusstörungen?

Das Herz schlägt täglich etwa 100 000 Mal. Dabei kommt es gelegentlich aus dem Takt. Herzrhythmusstörungen sind Unregelmäßigkeiten des normalen Herzschlags in Form von Geschwindigkeitsänderungen, kurzen Unterbrechungen oder zusätzlichen Herzschlägen. Jeder Gesunde hat in seinem Leben gelegentlich Herzrhythmusstörungen. Obwohl sie von manchen Menschen als sehr bedrohlich empfunden werden, sind sie meist harmlos. Trotzdem müssen Herzrhythmusstörungen von einem Arzt abgeklärt werden.

Für den Schutz vor Herzrhythmusstörungen durch Omega-3 werden derzeit verschiedene sich ergänzende Mechanismen diskutiert. So lagern sich die Omega-3-Fettsäuren beispielsweise an bestimmte Bereiche der Ionenkanäle in den Zellmembranen der Herzmuskelzellen an, die die Erregung der Herzmuskelfasern steuern. Die Fettsäuren verringern die Erregbarkeit an den Kanälen und verhindern das Kammerflimmern, eine Form der Herzrhythmusstörung, die häufig zum plötzlichen Herztod führt.

Schutz vor Vorhofflimmern

Eine Bestätigung und Ergänzung der herzschützenden Eigenschaften der marinen Omega-3-Fettsäuren EPA und DHA stellen

Studien einer amerikanischen Forschungsgruppe um Dr. Dariush Mozaffarian an der Harvard Medical School in Boston dar. Sie fand Folgendes heraus: Menschen, die ein- bis viermal pro Woche an Omega-3-Fettsäuren reichen Fisch essen, reduzieren das Phänomen des Vorhofflimmerns um fast ein Drittel.

In einer in Dänemark durchgeführten Studie (2005) konnten positive Einflüsse einer guten Versorgung mit Omega-3-Fettsäuren auf den Gesundheitszustand von Menschen mit ischämischer Herzerkrankung festgestellt werden. Bei ihnen zeigt sich eine besonders schwere Form der Rhythmusstörung, die ventrikuläre Arrhythmie. Diese wird in der Regel mit einem implantierten Defibrillator behandelt, der durch kurze automatische Stromstöße das Herz wieder in den Normrhythmus bringen soll. Dr. Jeppe Christensen und seine Kollegen vom Arhus Universitätskrankenhaus fanden bei 98 dieser Erkrankten, dass es bei denjenigen mit einer niedrigeren Blutkonzentration an Omega-3-Fettsäuren häufiger zu ventrikulären Arrhythmien kam als bei denen mit hohen Blutkonzentrationen.

!

Obwohl die Ergebnisse wissenschaftlicher Studien noch nicht eindeutig sind, spricht ein Teil der Ergebnisse für den Einsatz von langkettigen Omega-3-Fettsäuren. Im Einzelfall ist jedoch stets der behandelnde Arzt zu befragen.

Vorhofflimmern

Vorhofflimmern ist ein abnormaler Herzrhythmus, bei dem die oberen zwei Kammern des Herzens schneller als normal schlagen. Die Folgen können unangenehmes Herzklopfen sowie Atemlosigkeit sein. Das Blut wird nicht aus dem Herz gepumpt und ist in Gefahr zu gerinnen. Wenn ein solches Blutgerinnsel das Herz verlässt, kann es sich in einer Arterie im Hirn ablagern und einen Schlaganfall auslösen.

Professor Alexander Leaf und seine Kollegen (2005) folgerten aufgrund ihrer Untersuchungsergebnisse an 402 Teilnehmern mit Defibrillatoren, dass diese Hochrisikopatienten von einer täglichen Ergänzung von Fischöl profitieren.

Deutsche Forscher haben an Personen mit schweren Rhythmusstörungen zeigen können, dass die Infusion von Omega-3-Fettsäuren binnen kürzester Zeit einen positiven Effekt hat. Die Forscher um Professor Alois Sellmeyer untersuchten zehn Personen, denen wegen gefährlicher Tachykardien (Anfälle von zu schneller Aktion der linken Herzkammer, die zum tödlichen Kammerflimmern führen kann) sogenannte Cardioverter-Defibrillatoren implantiert worden waren. Sieben Teilnehmer bekamen zunächst 3,8 Gramm der Omega-3-Fettsäuren per Infusion. Dann versuchten die Wissenschaftler, Rhythmusstörungen auszulösen. Bei fünf der sieben Teilnehmer war nach der Infusion der Omega-3-Fettsäuren eine Auslösung von anhaltender Tachykardie nur eingeschränkt möglich.

Die Omega-3-Infusion verursachte keine Arrhythmien, sondern verringerte bei einigen Personen die ventrikuläre Tachykardie.

Was langkettige Omega-3-Fettsäuren für das Herz-Kreislauf-System leisten können

Hier finden Sie die Vorteile noch einmal zusammengefasst:

- Unterstützung einer fettmodifizierten Ernährung nach Art der Mittelmeerländerküche
- günstige Beeinflussung der Blutfettwerte (Triglyzeride)
- schonende Senkung zu hohen Blutdrucks
- Verbesserung der Fließeigenschaften des Blutes
- Erweiterung der Gefäße
- Verringerung von Herzrhythmusstörungen

Angesichts der positiven Einflüsse, die Omega-3-Fettsäuren auf das Herz-Kreislauf-System haben können, stellt sich auch die Frage, ob sie bereits arteriosklerotische Gefäßveränderungen wieder rückgängig machen können. Dem ging u. a. der Kardiologe Professor Clemens von Schacky nach. Er stellte 1999 in einer klinischen Studie an 223 Betroffenen fest, dass durch die tägliche Gabe von 6 Gramm eines Fischölkonzentrats über einen Zeitraum von 24 Monaten eine, wenn auch geringfügige, dennoch nachweisbare Reduktion des arteriosklerotischen Prozesses erreicht werden konnte. In einer finnischen Studie fanden Forscher ein verringertes Fortschreiten der Arteriosklerose bei Frauen, die mindestens eine Fischmahlzeit pro Woche im Vergleich zu Nicht-Fischesserinnen verzehrten.

Fazit: Anhand der vorgestellten Forschungsergebnisse lässt sich erklären, warum in vielen Studien bei Menschen mit überstandenem Herzinfarkt, die viel Fisch aßen (zwei bis drei Fischmahlzeiten pro Woche) oder regelmäßig Fischölkapseln einnahmen, eine deutlich höhere Überlebensrate gefunden wurde als bei Menschen, die weder Fisch noch Fischöl zu sich nahmen.

Verantwortlich ist letztlich ein Zusammenspiel vieler schützender Eigenschaften der Omega-3-Fettsäuren auf den gesamten Stoffwechsel – also eine herzgesunde Ernährung mit viel Gemüse, Oliven- oder Rapsöl sowie eine herzgesunde Lebensweise.

US-amerikanische und europäische Herzspezialisten empfehlen, regelmäßig mehr Fisch zu essen. Wer das nicht mag, kann auf geeignete Alternativen wie angereicherte Lebensmittel (Functional Food) oder Nahrungsergänzungsmittel (z. B. Kapseln mit Fisch-, Krill- oder DHA/EPA-Mikroalgenöl) zurückgreifen. Dies kann Herz-Kreislauf-Erkrankungen vorbeugen. Herzkranke sollten zusätzlich Omega-3-Fettsäuren in Abstimmung mit ihrem Arzt nehmen.

Die zutreffende Feststellung „Omega-3 ist gut für Herz und Gefäße“ muss allerdings noch ergänzt werden durch: „… und fürs Gehirn“.

BRAINFOOD OMEGA-3-FETTSÄUREN

Im Vergleich zu anderen Säugetieren ist das Gehirn bei Menschen außergewöhnlich groß und macht etwa 2 Prozent des Körpergewichts aus. Unser Gehirn ist ausgesprochen stoffwechselaktiv und verbraucht für seine Denkarbeit etwa 20 Prozent der Stoffwechselenergie.

Im Laufe der menschlichen Evolution wurde die Gehirnentwicklung zunehmend komplexer. Das Gehirnvolumen wuchs auf das Dreifache des ursprünglichen Volumens, während die Körpergröße nur in etwa ein Drittel zulegte.

Da das Gehirn seine Energie in erster Linie aus der Verbrennung von Glukose (Blutzucker) bezieht, scheint der konzentrierte Energieträger Fett für die Denkarbeit überflüssig zu sein und wird von Kopfarbeitern eher als Dickmacher gefürchtet.

> !
>
> Unser Gehirn braucht für seine Funktionstüchtigkeit in erster Linie Fett und Eiweiß.

Doch das Gehirn braucht für seine Funktionstüchtigkeit auch die richtigen Baumaterialien, in erster Linie Fett und Eiweiß. Immerhin besteht das menschliche Gehirn zu etwa 60 Prozent aus Fett und zu etwa 40 Prozent aus Eiweißbestandteilen. Unter den heutigen Ernährungsbedingungen ist es daher ganz wichtig, dass unser Gehirn das richtige Fett abbekommt. Die Entwicklung zum „Homo sapiens“, dem „wissenden Menschen“, ging denn auch mit entsprechenden Änderungen der Ernährungsgrundlage einher, das heißt, vor allem mehr eiweißreiche Ernährung aus Fisch und Fleisch von Wildtieren einschließlich Innereien.

Fettbestandteile – Gerüst und Schmiermittel des Gehirns

Gehirn- und Nervennahrung sind hauptsächlich bestimmte, mehrfach ungesättigte Fettsäuren, wie sie im Fett von Kaltwasserfischen (Fischöl), Krill, bestimmten Mikroalgen und in hochwertigen Pflanzenölen vorkommen. Einfach und mehrfach ungesättigte Fettsäuren halten schließlich den Cholesterinspiegel in Schach und die Blutgefäße gesund – eine unerlässliche Voraussetzung für die gute Durchblutung des Gehirns. Immerhin setzt sich ungefähr die Hälfte der organischen Bestandteile unseres Gehirns und Nervensystems aus Fettbestandteilen zusammen. Dort erfüllen diese spezifischen Gehirnlipide Gerüst- und Schmiermittelfunktion und ermöglichen eine Bindungsfähigkeit für die Nervenbotenstoffe (Neurotransmitter), die flinken Nachrichtenkuriere in Gehirn und Nerven.

!

Gehirn- und Nervennahrung sind hauptsächlich bestimmte, mehrfach ungesättigte Fettsäuren.

Besonders wichtig ist die Beteiligung von mehrfach ungesättigten Fettsäuren am Aufbau der Zellmembranen. Die Art der an ihrem Aufbau beteiligten Fettsäuren entscheidet über das korrekte Funktionieren der Zellmembranen und verdeutlicht bildhaft, was an dieser Stelle mit „Schmiermittel“ gemeint ist: Ein hoher Gehalt an mehrfach ungesättigten Fettsäuren macht die Zellmembran, als Voraussetzung für deren Pförtneraufgaben, sozusagen „flüssiger“ bzw. „flexibler“. Dies ist deshalb so wichtig, weil alle Zellfunktionen wie Stoffaustausch sowie Informationsweitergabe und -speicherung im Zentralnervensystem behindert werden, wenn die Zellmembranfluidität herabgesetzt ist.

Verhärtungen der Zellmembranen behindern diese wichtigen Funktionen im Gehirn und Nervensystem. Sie entstehen durch Fehlernährung wie z. B. die hohe Aufnahme gesättigter Fettsäuren oder den Mangel an mehrfach ungesättigten Gehirnfettsäuren sowie durch Alterserscheinungen. In diesem Zusammenhang erweist es sich als äußerst interessant, dass etwa 60 Prozent der

Gesamtfettsäuren der Netzhaut des Auges (Retina) und 40 Prozent der mehrfach ungesättigten Gehirnfette aus DHA bestehen, wie sie im Fischöl, Krillöl und in bestimmten Mikroalgen (DHA-Algen) vorkommt. DHA ist ebenfalls die dominierende Fettsäure im Phosphatidylserin-Molekül, eine für die Informationsverarbeitung im Gehirn entscheidende Substanz. Fisch essen macht also schlau! Das hat vor allem mit dem hohen Omega-3-DHA-Gehalt zu tun. Omega-3-EPA ist vor allem für die Durchblutung und damit Nähr- und Sauerstoffversorgung des Gehirns wichtig.

Zusammengefasst bedeutet dies: Das Gehirn benötigt für den Aufbau und Erhalt seiner Strukturen, seiner Durchblutung und Versorgung sowie bei der Bildung von Synapsen und Übertragung von Nervenimpulsen ausreichend Omega-3. Omega-3-Fettsäuren schaffen damit die Voraussetzungen dafür, dass kognitive Prozesse wie Denken, Lernen und Erinnern einwandfrei und effektiv ablaufen können.

Omega-3: Entwicklungshelfer für Kinder

Die empfindliche Phase der rasch ablaufenden Vorgänge von körperlicher und geistiger Entwicklung stellt besondere Anforderungen an die Ernährung von Kindern. Am Anfang erfüllen Muttermilch oder Muttermilchersatznahrung und Babykost alle Ernährungsbedürfnisse. Im Kleinkind- und Schulalter vergrößert sich die Lebensmittelauswahl. Die Ansprüche an den Energie- und Nährstoffgehalt der Nahrung steigen. Zu den Nährstoffen, die für Kinder von besonderer Bedeutung sind, zählen auch bestimmte Omega-3-Fettsäuren. Sie fördern Gehirnleistung und Sehkraft.

Wie Studien belegen, verbessert eine gute Versorgung mit DHA bei Kindern die Voraussetzungen für die Intelligenzentwicklung, den Umgang mit Sprache, ihre Feinmotorik, das soziale Verhalten und die Sehschärfe – sie ist also optimal für das kindliche Lernvermögen. Ein Mangel kann dagegen die Kommunikation und den Informationsaustausch zwischen den Nervenzellen

> **!**
>
> Die langkettige Omega-3-Fettsäure DHA wird schon während der Schwangerschaft in Strukturen des Gehirns und die Netzhaut der Augen eingebaut, was sich in den ersten Jahren der Entwicklung des Kindes fortsetzt.

ebenso wie den Energiestoffwechsel der Gehirnzellen beeinträchtigen. Untersuchungen weisen darauf hin, dass Omega-3-Defizite Lese- und Rechtschreib- sowie Rechenschwächen begünstigen können. Ein Mangel an Gehirn-Omega-3-Fettsäuren gefährdet nicht nur die Leistungsfähigkeit des kindlichen Denkapparats, sondern kann im gesamten Lebensverlauf das Denkvermögen beeinträchtigen und erhöht die Anfälligkeit für neuropsychiatrische Erkrankungen wie Depressionen und ADHS (Aufmerksamkeitsdefizit-Hyperaktivitäts-Syndrom oder landläufig „Zappelphilipp-Syndrom“) bis zu neurokognitiven Erkrankungen wie Demenz einschließlich des Alzheimertyps.

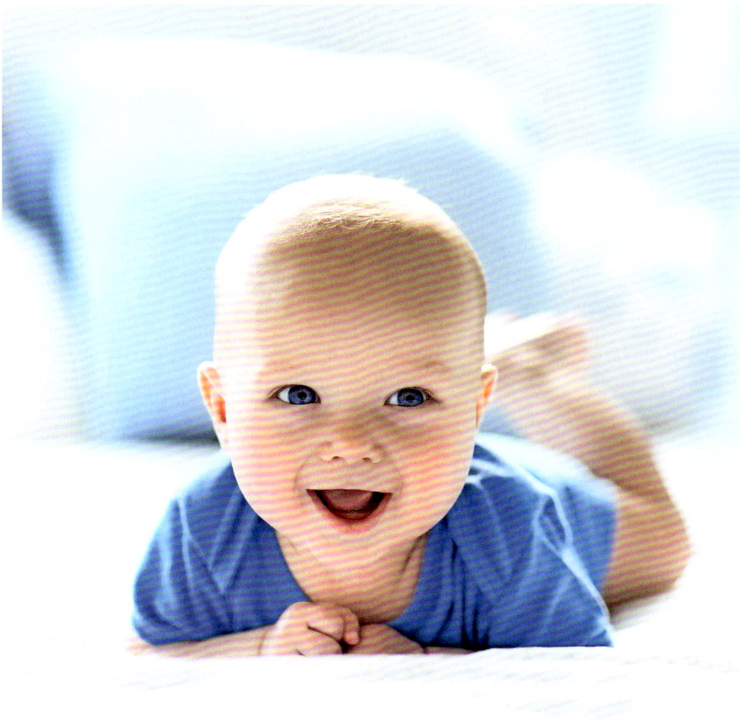

Eine gute Versorgung bei Kindern mit DHA verbessert die Voraussetzungen für die Intelligenzentwicklung, den Umgang mit Sprache, ihre Feinmotorik, das soziale Verhalten und die Sehschärfe

Die Wirkung von DHA auf die Psyche

Depressionen

Bereits während der Schwangerschaft und der Stillzeit sind das Ungeborene und der Säugling auf eine ausreichende Omega-3-Bereitstellung über die Mutter angewiesen, die deshalb selbst eine gute Versorgung mit Omega-3 braucht. Wird ein Großteil der DHA für das Ungeborene abgezweigt, steigt das Risiko einer nachgeburtlichen Depression bei der Mutter – der sogenannten Wochenbett-Depression – und das Risiko einer Minderversorgung beim Säugling über die Muttermilch.

Den Zusammenhang von EPA- und DHA-Versorgung, postnataler Depression und Entzündungsneigung (stressbedingte Freisetzung von entzündungsfördernden Cytokinen) bestätigt eine Studie aus Taiwan von Chang et al. (2017). Diese zeigt, dass schon während der Schwangerschaft höhere Spiegel an DHA und EPA wichtige und effektive Schutzfaktoren im Hinblick auf depressive Erkrankungen sind. Das wirkt sich auch auf eine nachgeburtliche Depression aus und damit auf das soziale Verhalten der Mutter sowie die für die kindliche Entwicklung so wichtige Mutter-Kind-Beziehung.

Zwischen der Versorgung mit Omega-3-Fettsäuren, insbesondere der DHA, und dem Auftreten von Depressionen besteht ein Zusammenhang, der durch Beobachtungsstudien in mehreren Ländern bestätigt wurde. Demnach kommt es in Regionen mit höherem Fischverzehr zu einem geringeren Auftreten von Depressionen und aggressivem Verhalten. In vielen Studien konnte mittlerweile die positive Wirkung von Omega-3-Fettsäuren bei Personen mit Depressionen und gesteigerter Aggressivität belegt werden. Es kann durchaus die Schlussfolgerung gezogen werden, dass langkettige Omega-3-Fettsäuren marinen Ursprungs (EPA/DHA) stimmungsaufhellend wirken und zudem die Symptome bei stressbedingtem aggressiven Verhalten verbessern können.

Pionierarbeit auf diesem Gebiet hat der amerikanische Forscher Professor Joseph Hibbeln geleistet. Eine Studie aus Frankreich (Feart et al., 2008) zeigt, dass sich mit einer guten Versorgung mit EPA bei Erwachsenen Depressionen und andere stimmungsabhängige Störungen positiv beeinflussen lassen.

Darüber hinaus gibt es eine Fülle weiterer, bereits praktisch erprobter und zum Teil noch wissenschaftlich diskutierter Einsatzmöglichkeiten einer gezielten Versorgung mit Omega-3-Fischfettsäuren zu therapeutischen Zwecken.

Mehr Fisch für Zappelphilipp

Eltern und Lehrer sowie auch Kinderärzte und Jugendpsychiater beklagen, dass bei Kindern das Aufmerksamkeitsdefizit-Hyperaktivitäts-Syndrom (ADHS) zunimmt. Dabei handelt es sich um eine neuropsychiatrische Störung, unter der laut Robert-Koch-Institut knapp 5 Prozent aller Kinder und Jugendlichen in Deutschland leiden, bei weiteren 5 Prozent liegen Hinweise auf diese Störung vor. Jungen leiden häufiger an ADHS als Mädchen. Die Störung bleibt bei 33 bis 50 Prozent bis ins Erwachsenenalter bestehen. Nach Expertenschätzungen liegt die Häufigkeit dann bei 1 bis 2,5 Prozent. Die Betroffenen sind meist unruhig und zappelig, reagieren häufig impulsiv. Die Aufmerksamkeit springt von einem zum nächsten Gedanken. Lesen, Lernen und Arbeiten fallen schwer, und die Kinder bleiben oft in der Schule hinter ihren Möglichkeiten zurück. Die Behandlung erfolgt durch Medikamente und begleitende Psychotherapie. Aber es besteht auch ein Zusammenhang mit der Ernährung und hier insbesondere mit der Versorgung mit bestimmten Gehirnfettsäuren.

> !
> Omega-3-Fettsäuren können die ADHS-Problematik mindern und das Kinderhirn stärken.

Betrachtet man ADHS als eine Stoffwechselstörung auf dem Boden einer vererbten Veranlagung, dann können die Krankheitssymptome als Folge eines gestörten Gleichgewichts der Nervenbotenstoffe im Gehirn erklärt werden. Bedingt durch den erblichen Defekt bei ADHS ist der Stoffwechsel der Gehirnfettsäuren gestört. Führt man Omega-3-Fettsäuren in konzentrierter und biologisch aktiver Form zu, wie sie im fetthaltigen Meeresfisch vorliegen, scheint sich die natürliche Balance der Botenstoffe wiederherzustellen.

Von dem sich in der modernen Ernährung zunehmend verschlechternden Verhältnis von Omega-6- zu Omega-3-Fettsäuren und dem damit verbundenen Stoffwechselengpass haben Sie bereits gelesen (vgl. Seite 19 ff.). Gerade für ADHS-Betroffene ist dieses Ungleichgewicht auf der Produktionsstraße der Gehirnfettsäuren ungünstig. Die Stoffwechselblockade lässt sich jedoch durch gezielte Nährstoffzufuhr wieder aufheben. Besonders durch den Verzehr von Omega-3-haltigem Meeresfisch wie Makrele, Hering, Thunfisch, Lachs und Sardine kann das möglicherweise genetisch bedingte Ungleichgewicht verschiedener Nervenbotenstoffe im Gehirn wieder ins Lot gebracht werden. Auch Kapseln mit Omega-3-Fettsäuren als Nahrungsergänzung haben sich bewährt. Die begleitende unterstützende Verabreichung von Nahrungsergänzungsmitteln bei Kindern, die keinen Fisch mögen, muss jedoch stets mit dem behandelnden Arzt abgestimmt werden. Er sollte entscheiden, welche Dosierung an EPA und DHA in Bezug auf die Medikamentengabe zu empfehlen ist.

Die Zusammenhänge zwischen ADHS und Omega-3-Versorgung werden wissenschaftlich auf verschiedenen Ebenen untersucht. Zunächst gibt es deutliche Hinweise dafür, dass bei Kindern mit ADHS sehr niedrige HS-Omega-3-Indexwerte vorliegen (von Schacky, 2014).

Eine Studie aus dem Jahr 2016 von Dr. Natalie Parletta zeigt ebenfalls, dass Kinder mit ADHS niedrige Spiegel von EPA, DHA und AA (Arachidonsäure) haben. Dafür ist das Verhältnis von Omega-6-Fettsäuren zu Omega-3-Fettsäuren hoch und korreliert signifikant mit den ADHS-Symptomen.

Entsprechend kann eine Omega-3-Unterstützung bei Kindern mit Lern- und Aufmerksamkeitsstörungen das Konzentrations-

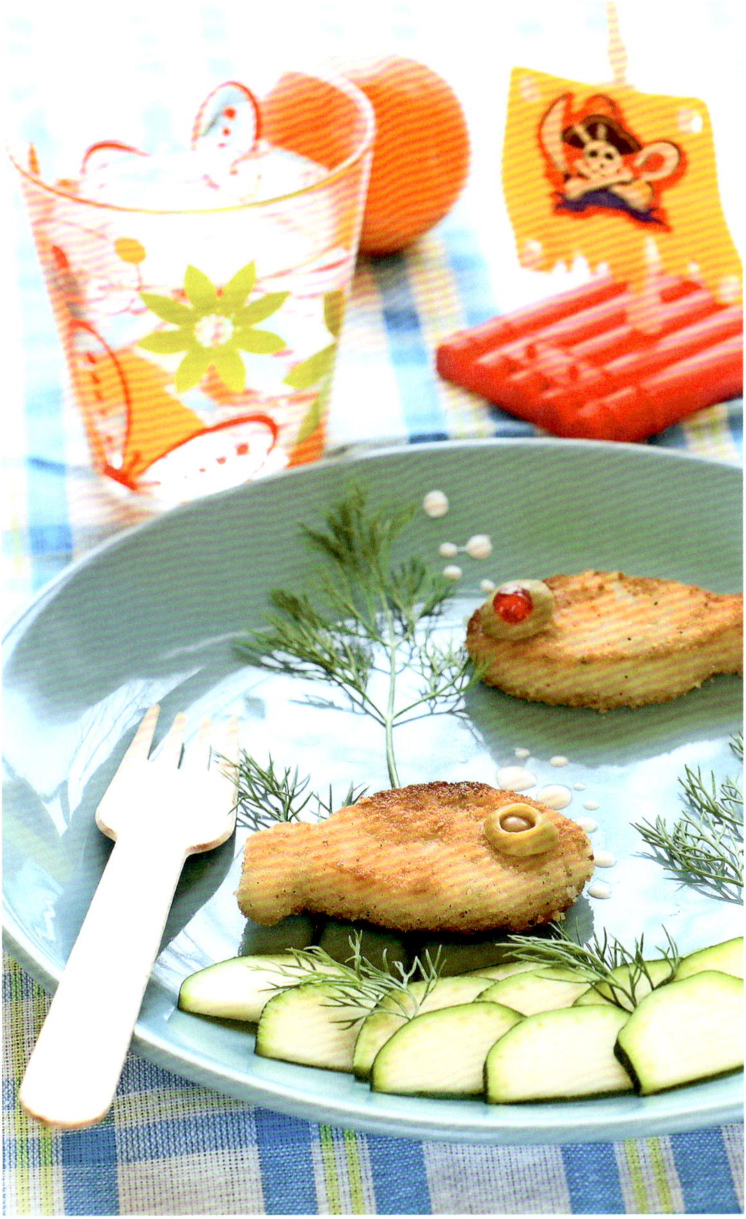

Für Kinder mit ADHS kann, laut neuesten Studien, Omega-3 aus Meeresfisch eine sinnvolle Begleitmaßnahme sein

vermögen, die Aufmerksamkeitsspanne und das Sozialverhalten verbessern (Richardson, 2005). In der Oxford-Durham-Studie erhielten Kinder, die entsprechende Störungen zeigten, drei Monate lang hohe Dosen an EPA und DHA, wobei die Kinder dadurch die größten Fortschritte beim Lernen und Schreiben erzielten und sich merklich ausgeglichener verhielten.

Immer mehr spricht dafür, dass sich Omega-3 als sinnvolle Begleitmaßnahme bei ADHS erweist. Das bestätigen die Ergebnisse der sogenannten DOLAB-Studien der Arbeitsgruppen um Dr. Alex Richardson und Professor Paul Montgomery aus den Jahren 2012, 2013 und 2014.

Die wissenschaftliche Beweisführung geht noch weiter. Eine 2017 von Dr. Jane Pei-Chen Chang veröffentlichte Übersichtsarbeit kommt nach einer systematischen Prüfung und Analyse von klinischen und biologischen Studien zu dem Schluss: Insgesamt besteht Evidenz dafür, dass eine Omega-3-Supplementation als Monotherapie die klinischen Symptome und die geistige Leistungsfähigkeit bei Kindern und Erwachsenen mit ADHS verbessert und dass zuvor ein Mangel an diesen Gehirnfettsäuren vorlag. So ist die Gabe von Omega-3 eine plausible und sinnvolle ergänzende Therapieoption bei ADHS.

Die wachsende wissenschaftliche Erforschung des Zusammenhangs von Omega-3 und ADHS sowie kognitiver Leistungsfähigkeit bei Kindern findet inzwischen auch Niederschlag in Arztpraxen und Zentren, die das Thema ADHS ganzheitlich angehen.

Mit Gehirnfettsäuren das Erwachsenenhirn bis ins hohe Alter stärken

Die grundlegenden Mechanismen von Omega-3 im Gehirnstoffwechsel legen seinen Einsatz auch bei den Fragen nach der Erhaltung der geistigen Leistungsfähigkeit im hohen Alter und dem Schutz vor Demenz nahe. Zahlreiche epidemiologische Studien

(Beobachtungsstudien) der letzten Jahre zeigen, dass der Verzehr von mehr Fisch sowie erhöhte Blutspiegel an EPA und DHA mit einem niedrigeren Risiko für den Verlust an geistiger Leistungsfähigkeit und Demenzentwicklung bzw. dem Risiko, an Alzheimer zu erkranken, einhergehen.

Eine norwegische Studie zeigte ebenfalls, dass Teilnehmer, die wenigstens 10 Gramm Fisch pro Tag aßen, bei kognitiven Tests deutlich besser abschnitten (Nurk et al., 2007). Mehr Fischmahlzeiten erhöhten die Leistungen. Wer täglich mehr als 75 Gramm Fisch zu sich nahm, war bei den Tests am besten.

Auch eine im Juni 2013 veröffentlichte Studie von Forscherteams der Charité in Berlin und des Instituts für Lebensmittelwissenschaft und Humanernährung der Universität Hannover belegte erstmals, dass Fischöl bei älteren Menschen sowohl Funktionen des Gehirns als auch seine Struktur verbessern kann. Omega-3 erhält die graue Gehirnmasse und verbessert die Gehirnfunktion (Witte, 2013, 2016). Über einen Studienzeitraum von sechs Monaten haben die Forscher den Einfluss einer Fischöl-Nahrungsergänzung bei gesunden älteren Personen geprüft und während dieser Zeit eine signifikante Steigerung der Erinnerungsfähigkeit festgestellt. Schlechte Omega-3-Indexwerte (vgl. Seite 37 f.) stehen dagegen in engem Zusammenhang mit schlechter kognitiver Leistungsfähigkeit (KORA-Age-Studie, 2016).

!

Immer mehr Studien stützen die These, dass Omega-3-Fettsäuren schon frühzeitig dazu beitragen, kognitive Einschränkungen im höheren Lebensalter und das Risiko für Demenzerkrankungen vom Typ Alzheimer zu verringern.

Am gefürchtetsten unter den kognitiven Einschränkungen und neurodegenerativen Erkrankungen im hohen Lebensalter ist die Alzheimer-Demenz. Sie ist unter den Demenzformen am meisten verbreitet. Rund 60 Prozent der Demenzkranken leiden darunter. Der größte Risikofaktor ist das Alter. Die Erkrankung beginnt schleichend, und die Symptome verschlechtern sich mit der Zeit. Kennzeichnend ist der langsame fortschreitende Untergang von Nervenzellen und Nervenzellkontakten. Bei der Alzheimer-Demenz stören Eiweißablagerungen – sogenannte Amyloid-Plaques – den Stoffwechsel der Nervenzellen und führen so zu dem fortschreitenden Verlust an Nervenzellen. Zum Krankheitsbild zählen Gedächtnis- und Orientierungsstörungen, Sprachstörungen, Störungen des Denk- und Urteilsvermögens sowie Persönlichkeitsveränderungen – individuell durchaus unterschiedlich ausgeprägt. Insgesamt aber erschweren sie zunehmend die Bewältigung des normalen Alltagslebens. Ältere Menschen, die viel Omega-3-DHA zu sich nehmen, lagern weniger Amyloidverbindungen im Gehirn ab. Auch in Tierversuchen konnte DHA die Amyloidablagerungen verringern.

Zwar haben an Alzheimer Erkrankte niedrige Spiegel an EPA und DHA, ein therapeutischer Einsatz käme dann aber zu spät. Omega-3 ist kein Medikament zur Behandlung von Alzheimer. Wissenschaftler gehen davon aus, dass eine gezielte Omega-3-Versorgung allenfalls in einem sehr frühen Stadium der Demenzentwicklung Erfolg versprechen könnte. Ja, es wird sogar spekuliert, dass am besten 10 bis 20 Jahre vor den ersten Symptomen Omega-3 ein regelmäßiger Nahrungsbestandteil sein muss. Dann kann Fischverzehr bzw. eine Omega-3-haltige Nahrungsergänzung am ehesten vor Demenz schützen (Müller, 2016).

Schach dem Schmerz mit Omega-3

Neben der positiven Einflussnahme auf die Psyche vieler Patienten können sich die langkettigen Omega-3-Fettsäuren auch lindernd auf das Schmerzgeschehen auswirken. Hier muss noch einmal auf den bereits erläuterten Zusammenhang zum Eicosanoidstoffwechsel (vgl. Seite 19 und 26 f.) hingewiesen werden.

Eicosanoide spielen auch im Schmerzgeschehen eine wichtige Rolle, ohne jedoch selbst Schmerzüberträger (Neurotransmitter) zu sein. Sie sensibilisieren lediglich als sogenannte Schmerzmediatoren die Schmerzrezeptoren gegenüber chemischen, thermischen und mechanischen Reizen und senken die Schmerzschwelle. Eine erniedrigte Schmerzschwelle ist beispielsweise typisch für Migräne. Dadurch können Substanzen wie Histamin schon in sehr niedrigen Dosen einen Schmerz auslösen. Insbesondere die aus einer mehrfach ungesättigten Fettsäure, der Arachidonsäure, gebildeten Eicosanoide führen zur Erniedrigung der Schmerzschwelle.

Omega-3-Fettsäuren hemmen hingegen die Bildung von körpereigenen entzündungsfördernden Schmerzmediatoren. Hierauf beruht auch der positive diätetische Effekt bei Patienten mit rheumatischen Erkrankungen und anderen entzündlichen Erkrankungen wie Psoriasis (Schuppenflechte). Doch dazu später mehr.

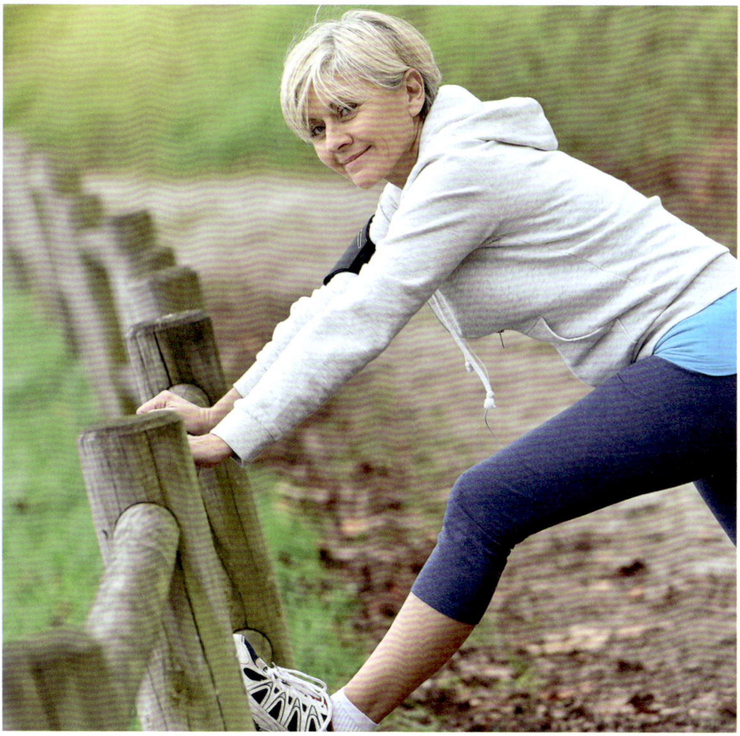

Omega-3-Fettsäuren können sich positiv auf das Schmerzgeschehen auswirken

MIT OMEGA-3 DIE AUGEN GESUND HALTEN

Damit unser lichtempfindliches Sinnesorgan stets zuverlässig funktionieren kann, muss auch die Nährstoffversorgung stimmen – insbesondere die ausreichende Versorgung mit DHA bereits im Mutterleib als wichtiger funktioneller Bestandteil der Zellmembranen von Nerven und Gehirnzellen sowie der Augennetzhaut. Die Gehirnfettsäure DHA ist deshalb auch eine für die Sehleistung unverzichtbare „Augenfettsäure".

Wie das Gehirn haben die Augen eine hohe Affinität zur Anreicherung mit diesen Fettsäuren. DHA wird in den ersten vier bis sechs Lebensmonaten in besonders hoher Konzentration in den Zellmembranen der Photorezeptoren der Netzhaut und der Sehrinde im Hinterhauptlappen des Gehirns eingelagert. Das Gehirn kann zwar DHA aus Vorstufen synthetisieren, der größte Teil der Gehirn- und Augen-DHA aber stammt aus dem Nabelschnurblut und wurde von der Mutter weitergegeben.

In der Netzhaut hat die DHA strukturelle und schützende Funktionen. DHA beeinflusst als Bestandteil von Phospholipiden im Inneren der Zellmembran deren Fluidität (Flexibilität), Dichte und Permeabilität (Durchlässigkeit), also deren gesamte Funktionsfähigkeit.

DHA ist für die maximale photochemische Aktivität des Sehpurpurs Rhodopsin von Bedeutung, der für das Hell-Dunkel-Sehen zuständig ist. Der DHA kommen aber auch bestimmte Schutzfunktionen in Bezug auf die Sehleistung zu. So schützt die langkettige Omega-3-Fettsäure die Photorezeptoren vor dem Zelltod durch oxidativen Stress und beugt der altersbedingten Makuladegeneration (AMD) vor.

Fazit: DHA ist lebenslang unerlässliche Voraussetzung für die Gesund- und Funktionserhaltung der Augen.

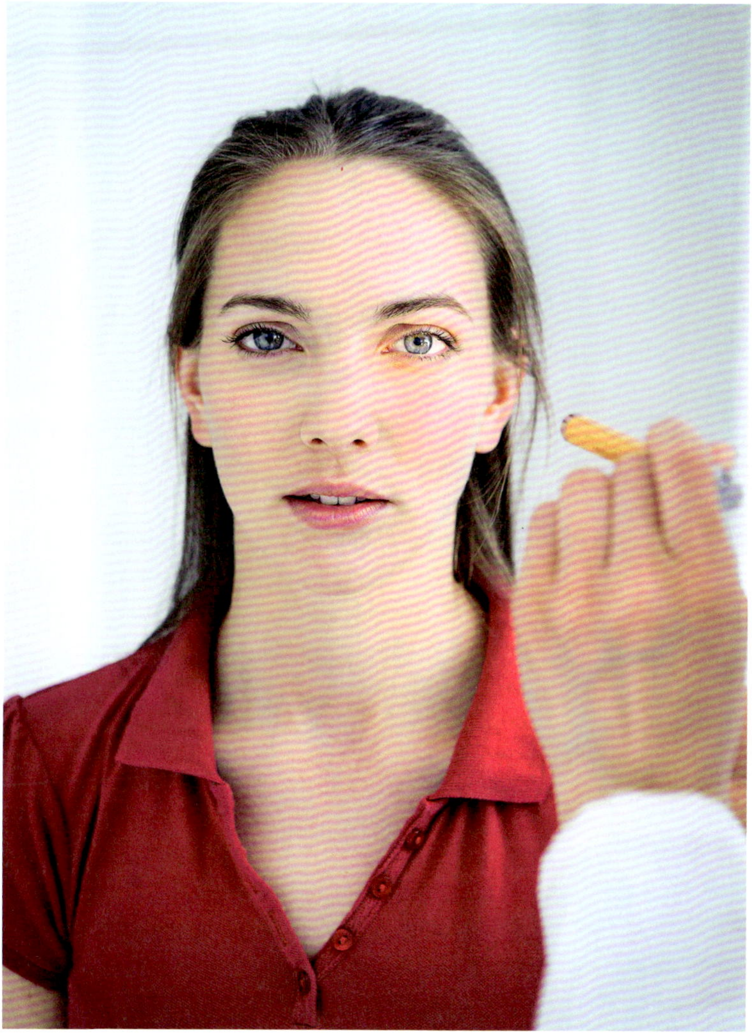

DHA ist unerlässliche Voraussetzung für die Gesund- und Funktionserhaltung der Augen

Trockene Augen

!

Nach Schätzungen von Experten sind in Deutschland 10 bis 12 Millionen Menschen von trockenen Augen betroffen, wobei verschiedene Schweregrade unterschieden werden.

Die Tränenflüssigkeit ist eine wichtige Grundlage für Gesundheit, Funktionstüchtigkeit und Schutz der Augen. Trockene Augen verursachen typische Probleme: Die Augen brennen, jucken, tränen und sind oft gerötet. Trockene Augen – die Fachbezeichnung dafür ist Sicca-Syndrom – nehmen vor allem bei älteren Menschen deutlich zu. Rund 15 bis 25 Prozent der Bevölkerung sind davon betroffen – Frauen häufiger als Männer.

Ab einem Alter von 50 Jahren lässt die Fähigkeit nach, die für einen funktionsfähigen Tränenfilm erforderliche optimale Zusammensetzung in der Fettschicht herzustellen. Die Tränendrüsen produzieren zwar noch genügend Flüssigkeit, doch durch den fehlenden Schutz der inaktiven Fettschicht verdunstet deutlich mehr Tränenflüssigkeit. Das kann bis 20-mal mehr als normal sein.

Die Möglichkeiten der Therapie haben sich heute erweitert. Die alleinige Verabreichung eines Tränenersatzmittels führt lediglich zu einer Verbesserung der Symptome. In der Zwischenzeit gibt es eine Reihe von Studien, die zeigt, dass die Ernährung einen Einfluss auf die Menge und Qualität der Tränenflüssigkeit ausübt. Vor allem hat man den physiologischen Schutzmechanismus der marinen Omega-3-Fettsäuren aufgeklärt. Dabei handelt es sich um einen Doppeleffekt: einmal um eine Entzündungshemmung und zum zweiten um die Versorgung mit Bestandteilen für die Tränenfilmbildung.

Eine maßgebliche Studie (Weindler et al., 2010) dazu soll näher vorgestellt werden. Die Forscher wollten herausfinden, ob sich durch die Einnahme eines Nährstoffpräparats mit den augenwirksamen Carotinoiden Lutein und Zeaxanthin, den langkettigen Omega-3-Fettsäuren EPA und DHA, Borretschöl, Zink und weiteren Mikronährstoffen die Makulapigmentdichte und das Trockenheitsgefühl der Augen positiv beeinflussen lassen.

Die Studienteilnehmer nahmen über einen Zeitraum von vier Monaten ein wirkstoffhaltiges Nahrungsergänzungsmittel oder ein Placebo – also ein Präparat ohne Wirkstoffe – ein. Bei den Teilnehmern, die das Nährstoffpräparat eingenommen hatten, konnte eine Erhöhung der Makulapigmentdichte nachgewiesen werden. Außerdem verbesserte sich die Zusammensetzung der Tränenflüssigkeit und es verringerte sich das mit trockenen Augen häufig einhergehende Gefühl juckender Augen. Mit dieser Studie ist den Forschern der Nachweis gelungen, dass eine Nahrungsergänzung mit 750 Milligramm Omega-3-Fettsäuren (EPA und DHA), 12 Milligramm Lutein und 1 Milligramm Zeaxanthin sowie Borretschöl und weiteren Mikronährstoffen einschließlich Zink den Augenstoffwechsel positiv von innen beeinflussen kann.

Eine Studie spanischer Forscher aus dem Jahr 2015 liefert eine Erklärung für diese Studienergebnisse: Eine Supplementierung mit Antioxidanzien und Omega-3-Fettsäuren kann sich harmonisierend auf den Stoffwechsel der Tränendrüsen auswirken (Galbis-Estrada et al. 2015). Dies begünstigt wiederum die Stabilität des Tränenfilms, von der auch Kontaktlinsenträger profitieren können. So kann der Tragekomfort verbessert werden und dem Problem eines Fremdkörpergefühls oder des Klebens der Kontaktlinse im Auge begegnet werden.

Makuladegeneration

!

Jeder Dritte der über 75-Jährigen ist von der Makuladegeneration betroffen.

Die altersbedingte oder senile Makuladegeneration (AMD) ist in den westlichen Industrieländern die häufigste Ursache für schwere Sehbeeinträchtigung bis hin zur Erblindung im höheren Lebensalter. Die Bezeichnung „altersabhängig" oder „senil" rührt daher, dass die ersten Symptome erst ab dem 45. bis 50. Lebensjahr auftreten und die Wahrscheinlichkeit der Erkrankung mit zunehmendem Lebensalter wächst.

Augenärzte unterscheiden zwei Formen der Makuladegeneration, einmal die feuchte und zum anderen die trockene Form. Es kommt in beiden Fällen zur Schädigung der Stelle des schärfsten Sehens („gelber Fleck"). Bei der trockenen AMD werden Stoffwechselprodukte der Netzhaut nicht vollständig abgebaut und sammeln sich zu sogenannten Drusen an. Bei der feuchten Form entstehen Lücken in der Schicht zwischen Netz- und Aderhaut, und Blutgefäßschlingen wuchern hindurch.

Für die trockene Form der AMD sind noch keine Medikamente verfügbar. Deshalb konzentrieren sich die Überlegungen und Untersuchungen zur Ursache, Vorbeugung und Behandlung vor allem auf die Lebensweise und insbesondere auf Einflüsse der Ernährung. Es wird vermutet, dass eine Ernährung, die die Arteriosklerose der die Retina versorgenden Blutgefäße verstärkt, auch das AMD-Risiko erhöht. Hier spielen die Nahrungsfette eine wichtige Rolle. Zahlreiche epidemiologische Studien zeigten eine Risikominderung bei vermehrter Aufnahme von marinen Omega-3-Fettsäuren. Der schützende Effekt dieser Fettsäuren wird mit ihrer antientzündlichen Wirkung und der verbesserten Versorgung der Augen mit Nähr- und Schutzstoffen über die Gesund- und Funktionserhaltung der Blutgefäße in Verbindung gebracht. Gleichzeitig ist eine „fettgesunde" Ernährung nach Art der Mittelmeerkost mit Olivenöl, Nüssen, reichlich Gemüse und Obst zu empfehlen.

Regelmäßig Fisch essen empfiehlt auch eine sehr breit angelegte australische Studie der Universität Melbourne (Chong et al., 2008), bei der neun verschiedene Untersuchungen einer sogenannten Metaanalyse mit zusammen fast 89 000 Teilnehmern verglichen wurden. Demnach kann das Risiko einer AMD durch fischreiche Ernährung mit einem hohen Gehalt an Omega-3-Fettsäuren um bis zu 38 Prozent gesenkt werden. Zwei wöchentliche Fischmahlzeiten verringerten das Risiko sowohl für frühe als auch fortgeschrittene Formen.

Ist eine Sehverbesserung bei der bestehenden Makuladegeneration möglich? In einer Doppelblindstudie (LUTEGA) untersuchten Wissenschaftler der Universitäts-Augenklinik Jena und des Instituts für Ernährungsforschung den Effekt einer Supplementierung mit den augenwirksamen Carotinoiden Lutein und Zeaxanthin sowie Omega-3-Fettsäuren (EPA/DHA) und Antioxidanzien bei 200 Personen mit einer trockenen AMD. Die Endauswertung der Studie im Jahr 2013 ergab: Durch die Nahrungsergänzung ist ein deutlicher Anstieg der maximalen optischen Dichte des Makulapigments messbar. Damit konnte das mit einem Schwund dieses Pigments verbundene Voranschreiten der AMD gestoppt bzw. verlangsamt werden. Auch die Sehkraft der Studienteilnehmer hat sich als Folge der Nährstoffzufuhr stabilisiert und leicht verbessert. Auch wenn in der LUTEGA-Studie die Einnahme eines Nahrungsergänzungsmittels untersucht wurde, kann der Effekt auch durch natürliche Lebensmittel erzielt werden. Dabei ist es wichtig, auf ausreichende Zufuhrmengen an Fisch und Gemüsen zu achten.

MIT OMEGA-3-FETTSÄUREN GEGEN ENTZÜNDUNGEN

Im gesunden Organismus sind örtlich und zeitlich begrenzte Entzündungsreaktionen ein physiologischer und biologisch sinnvoller Vorgang, der zur Heilung – beispielsweise bei Verletzungen und Wunden – beiträgt. Was aber, wenn eine Entzündungsreaktion dauerhaft aus den Fugen gerät?

Rheumatische Erkrankungen

Im Grunde genommen handelt es sich bei einer krankmachenden Entzündung um die Folgen eines Ungleichgewichts zwischen entzündungsfördernden (pro-inflammatorischen) Botenstoffen und ihren Gegenspielern, den entzündungshemmenden (anti-inflammatorischen) und entzündungsauflösenden Substanzen. Inflammatorisch wird vom lateinischen Wort „inflammatio“ abgeleitet, das Brand oder Glut bedeutet. Entsprechend bildhaft wird der entzündliche Prozess mit „Schwelbrand“ und seine Auslöser mit „Brandentzünder oder -beschleuniger“ beschrieben. Bei einer rheumatischen Erkrankung kommt es zu Schwellungen, Rötung, Überwärmung und Schmerzen im betroffenen Gewebe. Was kann in diesem Prozess als „Feuerlöscher“ wirken?

In diesem Zusammenhang kommt der Menge und dem Verhältnis der mehrfach ungesättigten Fettsäuren eine entscheidende Rolle zu. Sie sind nämlich Ausgangssubstanzen bei der Bildung von Gewebshormonen und sogenannten Lipid-Mediatoren, die das Entzündungsgeschehen beeinflussen. Die Hauptgegenspieler sind die nur im tierischen Fett vorkommende Arachidonsäure (entzündungsfördernd) und die in marinen Quellen (Seefisch, Krill und bestimmten Mikroalgen) vorkommenden Omega-3-Fettsäuren EPA und DHA, welche weniger entzündlich bis antientzündlich und sogar entzündungsauflösend wirken können.

Das entzündungshemmende Wirkprinzip der Omega-3-Fettsäuren besteht in einem Verdrängungsmechanismus der Arachidonsäure und der daraus gebildeten Stoffwechselprodukte: Die nur im tierischen Fett vorkommende und im Körper gebildete Omega-6-Fettsäure Arachidonsäure ist Ausgangsstoff für entzündungsfördernde Botenstoffe, sogenannte Entzündungsmediatoren wie Cytokine und Eicosanoide. Ihre natürlichen Gegenspieler sind EPA und DHA, deren Aufnahme mit der Nahrung bewirkt, dass im Körper weniger entzündungsfördernde Botenstoffe gebildet werden. Neue Erkenntnisse zeigen, dass diese Omega-3-Fettsäuren nicht nur antientzündlich wirken, sondern auch zur Auflösung bereits bestehender Entzündungen beitragen.

!

Omega-3-Fettsäuren verdrängen die Arachidonsäure und daraus gebildete Stoffwechselprodukte.

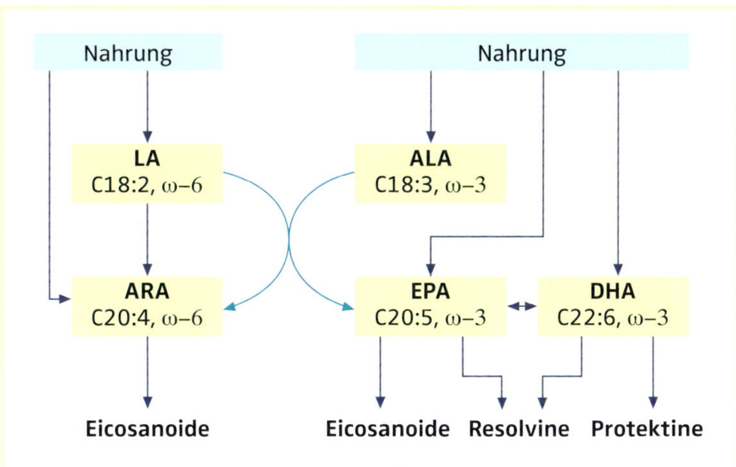

Stoffwechsel der mehrfach ungesättigten Fettsäuren Linolsäure (LA) und alpha-Linolensäure (ALA) und Synthese von Lipidmediatoren. Die Kettenverlängerung von LA und ALA wird durch dasselbe Enzymsystem (Delta-6-Desaturase; blaue Pfeile) katalysiert.

EPA und DHA dienen als Substrate (Grundlage) für verschiedene Familien von entzündungsauflösenden Lipid-Mediatoren, die gewebeschützend wirken. Ebenfalls zum richtigen Kräfteverhältnis der Eicosanoide, Cytokine und Lipid-Mediatoren trägt bei, wenn man nicht nur die Zufuhr von EPA und DHA steigert, sondern gleichzeitig die der Arachidonsäure einschränkt. Das ist besonders effizient, und darauf beruht auch der positive Effekt von Fasten und vegetarischer Ernährungsausrichtung bei rheumatischen Erkrankungen: Je weniger Arachidonsäure aufgenommen wird und auch im Körper gespeichert ist, desto effektiver hemmen die marinen Omega-3-Fettsäuren die Synthese der Entzündungsvermittler.

Gibt es eine Rheumadiät?

!

Eine Reduzierung der Arachidonsäurezufuhr und Steigerung der Omega-3-Fettsäuren-Aufnahme hat sich als sinnvolle Maßnahme erwiesen.

Die bekannteste Form entzündlicher Gelenkserkrankungen ist die rheumatoide Arthritis. Alle wichtigen ernährungsmedizinischen Organisationen in Deutschland empfehlen hier als entscheidende Ernährungsmaßnahme: Reduzierung der Arachidonsäurezufuhr und Steigerung der Omega-3-Fettsäuren-Aufnahme.

Es besteht also ein wichtiger Bezug zur Ernährung! Rheumatische Erkrankungen bedürfen – so der Ernährungsmediziner Professor Olaf Adam von der Ludwig-Maximilians-Universität München – wegen ihrer chronischen Verlaufsform einer intensiven medikamentösen und physikalischen Therapie. Mit der geeigneten Nahrungsauswahl können bei 40 Prozent der Betroffenen zusätzlich drohender Fehl- und Mangelernährung vorgebeugt, der Entzündungsprozess vermindert und eine Osteoporose, die ansonsten regelmäßig im Krankheitsverlauf auftritt, abgewehrt werden. Zudem lassen sich so Medikamente einsparen und unerwünschte Arzneimittelnebenwirkungen vermindern.

Das Führen eines Ernährungstagebuches ist der beste Einstieg in eine bewusste Ernährung. Es zeigt auch Zusammenhänge zwischen Ernährung und Rheuma. Es gilt, sowohl Übergewicht wie auch Untergewicht zu vermeiden. Untergewichtige Rheumapatienten weisen überproportional oft eine Osteoporose auf. Die Zufuhr an Arachidonsäure lässt sich mit einer überwiegend laktovegetabilen Ernährung, also einer vegetarischen Kostform, die Milch und Milchprodukte ausdrücklich zulässt, auf weniger als 50 Milligramm pro Tag senken. Zusätzlich sollte sie zwei Seefischmahlzeiten von jeweils 150 Gramm pro Woche enthalten.

Die übliche fleisch- und wurstreiche Kost bedingt dagegen eine Arachidonsäureaufnahme in der Größenordnung von 200 bis 400 Milligramm pro Tag! Es ist jedoch nicht notwendig, vollkommen auf Fleisch zu verzichten. Wie Untersuchungen von Professor Olaf Adam ergeben haben, sind zwei kleine Fleischpor-

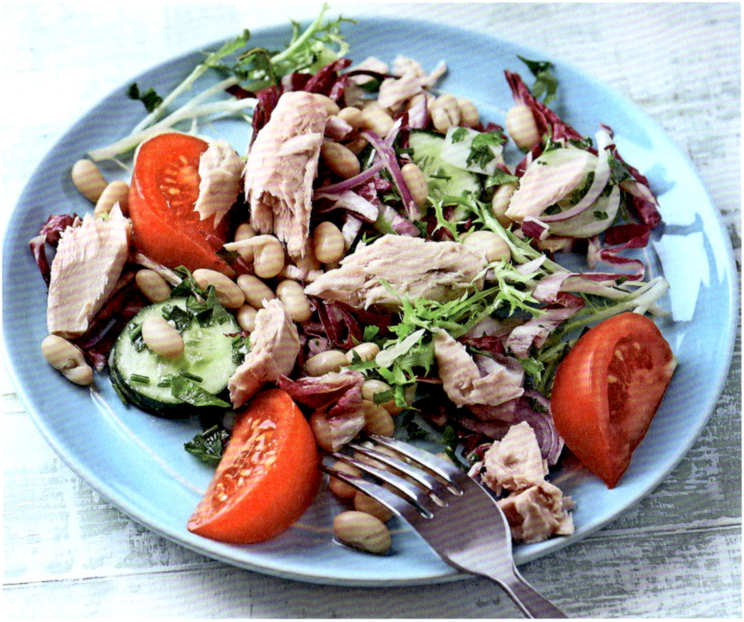

Bei Rheuma sollte auf mediterrane Kost plus Fisch umgestellt werden

tionen pro Woche unerheblich für den Arachidonsäurespiegel im Blut. Und nicht zu vergessen: Fleisch ist gleichzeitig Lieferant für hochwertiges tierisches Eiweiß, für Eisen und das wertvolle Spurenelement Zink.

Idealerweise sollte die Ernährung auf mediterrane Kost umgestellt werden (viel Gemüse und Obst, Fisch und Oliven- sowie Rapsöl). So führte in einer Studie von Dr. Lars Skoldstam aus Schweden die Umstellung von einer „westlichen" Ernährungsweise auf eine mediterrane Kost bei rheumatoider Arthritis bereits nach drei Monaten zu einer deutlichen Besserung der Entzündungsvorgänge, Bewegungsfähigkeit und Vitalität.

Im Rahmen einer sogenannten laktovegetarischen Ernährungsweise (pflanzliche Lebensmittel sowie Milch und Milchprodukte) kann sogar nachweislich die Wirksamkeit der marinen Omega-3-Fettsäuren gesteigert werden. Bei dieser Ernährungsform war der Abbau der Arachidonsäure stärker ausgeprägt, und die Omega-3-Fettsäuren (EPA) wurden besser im Körper angereichert. Als Folge daraus stellten Professor Olaf Adam und seine Kollegen von der Ludwig-Maximilian-Universität München (2003) eine stärkere Abnahme der Entzündungsmediatoren fest als bei den Personen, die zwar Fischölfettsäuren bekamen, sich jedoch weiter wie bisher ernährten. Ein weiterer Pluspunkt der Kombination aus spezieller Ernährung und Fischölfettsäuren bestand darin, dass sich bei diesen Teilnehmern die klinischen Symptome in einem größeren Umfang besserten und dadurch die Medikamentendosis (nicht-steroidale Antirheumatika und Kortison) um etwa ein Drittel eingespart werden konnte.

Fazit: Eine besonders starke Kombination ist die Ernährungsumstellung plus Fisch oder Nahrungsergänzungsmittel mit EPA/DHA.

Warum Fisch statt Fleisch?

Entzündungen bei rheumatischen Erkrankungen lassen sich durch die Verminderung der Arachidonsäure und die Erhöhung der EPA hemmen. Arachidonsäure ist die Ausgangssubstanz für sogenannte Entzündungsmediatoren, also Stoffe, die Entzündungen vermitteln. Besonders reich an Arachidonsäure sind tierische Fette, fettreiche Teilstücke – insbesondere vom Schwein – oder Leberwurst und Eigelb. Pflanzliche Lebensmittel enthalten dagegen keine Arachidonsäure. Arachidonsäurearm sind fettarme Milchprodukte. Sie stellen neben kleinen Portionen von fettarmem Fleisch (z. B. Rind und Lamm) sowie den empfohlenen Fischmahlzeiten die Versorgung mit hochwertigem tierischem Eiweiß sicher. Die Umstellung der Ernährung kann die Entzündungsaktivität und die Schmerzen bei Rheuma vermindern.

> **!** Pflanzliche Lebensmittel enthalten keine Arachidonsäure.

Neben der Reduzierung der entzündungsfördernden Arachidonsäure mindern deren Gegenspieler, die Omega-3-Fettsäuren EPA aus fetthaltigen Meeresfischen und in gewissem Maße auch alpha-Linolensäure aus Raps-, Lein- und Walnussöl, die Entzündung. Omega-3-Fettsäuren verdrängen die Arachidonsäure aus bestimmten Stoffwechselwegen, so dass Entzündung und Schmerz weiter abnehmen. Die den Entzündungsprozess hemmenden Omega-3-Fettsäuren kommen besonders in Lachs, Hering, Makrele, Sardine und Thunfisch vor. Essen Sie am besten zwei Fischgerichte in der Woche.

Auch bestimmte sekundäre Pflanzenstoffe wie Flavonoide aus Gemüse, Salat und Obst hemmen die Entstehung der aus der Arachidonsäure gebildeten Vermittler der Entzündungsreaktion. Deshalb sollten Sie davon reichlich essen – am besten fünf Portionen am Tag!

Antioxidanzien helfen zusätzlich

Arachidonsäure und Übergewicht sind Feinde des Rheumatikers. Helfende Freunde dagegen sind Omega-3-Fettsäuren, die antioxidativen Vitamine Beta-Carotin, C und E sowie die Spurenelemente Selen, Kupfer und Zink. Die Mikronährstoffe schützen vor oxidativem Stress und wirken teilweise entzündungshemmend.

Bei chronischen Entzündungsprozessen werden permanent Sauerstoffradikale, besonders aggressive Sauerstoffverbindungen, gebildet, die als Schmerzmediatoren wirken und eine Entzündung aufrechterhalten. Dadurch entsteht der belastende Schmerz. Antioxidanzien schützen den Körper vor den negativen Folgen von besonders reaktionsfähigen Sauerstoffverbindungen (Sauerstoffradikale). Daher die Empfehlung: Zwei Fischmahlzeiten plus reichlich Gemüse und Obst essen und Vitamin-E-haltiges Oliven- oder Rapsöl verwenden.

Die Menge muss stimmen

Den positiven Effekten der marinen Omega-3-Fettsäuren stehen Beobachtungen gegenüber, die ausgerechnet bei dieser Personengruppe auf eine unzureichende Versorgungslage mit Omega-3 schließen lassen: So haben Untersuchungen von Professor Bernhard Pichler aus Österreich ergeben, dass bei Betroffenen mit rheumatoider Arthritis eine verminderte Konzentration an Omega-3-Fettsäuren in der Gelenkflüssigkeit sowie eine überaus geringe Zufuhr über die Nahrung zu finden ist.

> !
>
> Ein positiver gesundheitlicher Effekt kann nur bei ausreichender Dosierung erzielt werden.

Gerade für Menschen mit entzündlich-rheumatischen Erkrankungen ist es wichtig, eine ausreichend hohe Menge (1 Gramm EPA/DHA pro Tag und mehr) an marinen Omega-3-Fettsäuren zuzuführen. Bei Fischen können in Abhängigkeit von Fanggebiet, Fütterung und Fettgehalt ganz erhebliche Schwankungen hinsichtlich des EPA-Gehalts auftreten. Wenn Sie auf Nummer sicher gehen wollen, empfiehlt es sich daher, auf entsprechend standardisierte Fischöl-Kapseln mit einem ausgewiesenen Gehalt an Omega-3-Fettsäuren und Vitamin E zurückzugreifen.

Wann treten Wirkungen ein?

EPA verdrängt, wie bereits erklärt, die Arachidonsäure aus den Zellen und bindet die Wirkstoffe, die Entzündungsbotenstoffe bilden. Dieser Vorgang setzt jedoch nicht von heute auf morgen ein. Nach den Studien von Professor Olaf Adam dauert es mindestens vier Wochen, bis sich die Stoffwechselprozesse umgestellt haben und Wirkungen eintreten. Seinen Untersuchungen zufolge gleichen zu Beginn der Therapie Dosierungen von täglich zirka 900 Milligramm EPA hohe Arachidonsäurespiegel aus. Wichtig ist, dass gleichzeitig mit einer Ernährungsumstellung (arachidonsäurearme Ernährung) begonnen und diese auch beibehalten wird. Die Dosierung an EPA kann dann später, sobald die Arachidonsäurespiegel deutlich abgesenkt wurden, in Absprache mit dem behandelnden Arzt reduziert werden.

Fazit: Auch wenn neuere Studien den langkettigen Fettsäuren EPA und DHA eher nur einen moderaten Einfluss auf das Schmerzgeschehen bei Arthritis zuschreiben, so kann die Omega-3-Gabe dazu beitragen, den Einsatz nichtsteroidaler Entzündungshemmer bzw. Antirheumatika zu verringern, beispielsweise ASS (Acetylsalicysäure), Ibuprofen und Diclofenac (vgl. Lee et al., 2012 und Senftleber et al., 2017).

Der Internist Dr. Peter Singer stellte 2000 dazu fest: „Gezielte Omega-3-Versorgung mit EPA und DHA aus Fisch oder Nahrungsergänzungsmitteln mit Fischöl, Krillöl oder Mikroalgenöl im Rahmen einer vegetarisch orientierten Kost mit wenig Omega-6-Arachidonsäure ergänzen sich zu einem entzündungshemmenden Diätregime, das erfolgreich erprobt worden ist."

Bei Rheuma doppelt wertvoll

Wissenschaftler haben herausgefunden, dass die rheumatoide Arthritis zu einem erhöhten Risiko für Herz-Kreislauf-Erkrankungen führen kann. Für Menschen mit Rheuma ist es daher besonders wichtig, auch auf die Gesunderhaltung von Herz und Kreislauf zu achten. Sie profitieren also im doppelten Sinn von den marinen Omega-3-Fettsäuren!

Vom entzündungshemmenden Effekt der langkettigen Omega-3-Fettsäuren können möglicherweise auch andere Betroffene,

Ernährungsempfehlungen bei Rheuma auf einen Blick

- Übergewicht (Gelenkbelastung) abbauen und Untergewicht (Mangelernährung) vermeiden
- Arachidonsäurearm essen, d. h. weniger Fleisch und Wurst
- Omega-3-Fettsäuren (v. a. Fisch) und Antixoidanzien vermehrt aufnehmen, da entzündungshemmend und Schutz vor oxidativem Stress
- kalziumreiche Ernährung: ein Glas (250 ml) fettarme Milch, ein Becher (150 g) Joghurt und eine Scheibe Käse pro Tag essen, kalziumreiches Mineralwasser trinken und eventuell nahrungsergänzend Kalzium und Vitamin D zu sich nehmen
- fünf Portionen Gemüse und Obst am Tag essen
- Ernährungstagebuch führen
- Gegebenenfalls auf mögliche Lebensmittelunverträglichkeiten achten
- Einsatz von Nahrungsergänzungsmitteln mit Omega-3-Fettsäuren (etwa 1 Gramm EPA/DHA pro Tag), Vitamin E (etwa 100 bis 200 Milligramm pro Tag) und Selen (50 bis 100 Mikrogramm pro Tag) nach Rücksprache mit dem Arzt
- Insbesondere bei rheumatoider Arthritis kann durch Fasten eine (vorübergehende) Besserung der Beschwerden erzielt werden. Maßnahmen wie das Fasten aber unbedingt mit dem Arzt besprechen.

etwa bei Psoriasis (Schuppenflechte) und chronisch-entzündlichen Darmerkrankungen wie Colitis ulcerosa und Morbus Crohn, sowie Adipositas mit bauchbetonter Fettverteilung, aufgrund der Beeinflussung der Eicosanoidsynthese profitieren.

Parodontitis

Ein weiterer Einsatzbereich für Omega-3-Fettsäuren tut sich auf: Mund-, Zahn- und Allgemeingesundheit gehören zusammen. Schlagzeilen wie Herzinfarkt, Schlaganfall und Zuckerkrankheit durch schlechte Zahnhygiene haben ein gemeinsames Bindeglied: entzündliche Prozesse.

In der Mundhöhle tummeln sich etwa 100 Milliarden Keime, die aggressive Stoffe freisetzen und das körpereigene Abwehrsystem alarmieren können. Der Prozess der Entzündung wird in Gang gesetzt, das Zahnfleisch schwillt, rötet sich und blutet leicht. Dies sind typische Anzeichen einer Parodontitis, einer Entzündung des Zahnbetts. Der chronisch-entzündlichen Erkrankung können anti-inflammatorische und entzündungsauflösende Effekte der Omega-3-Fettsäuren EPA und DHA entgegengesetzt werden. Experimentelle Untersuchungen weisen darauf hin, dass im Stoffwechsel aus EPA und DHA gebildete Lipid-Mediatoren der Gewebezerstörung im Zahnhalteapparat sowie dem Knochenabbau entgegenwirken. Klinische Studien weisen ebenfalls auf günstige Effekte einer Supplementierung mit Omega-3-Fettsäuren bei Parodontitis hin (Richter et al., 2017).

OMEGA-3-FETTSÄUREN FÜR FITNESS UND GEWICHTSMANAGEMENT

Alle Funktionen, die die langkettigen Omega-3-Fettsäuren EPA und DHA im Stoffwechsel ausüben, haben auch bei sportlichen Aktivitäten und im Stoffwechsel bei Übergewicht und seinen Folgekrankheiten eine zentrale Bedeutung.

Omega-3 für eine gute Performance

!

Omega-3 ist eine physiologische Voraussetzung für optimale Performance im Sport.

Sowohl bei Freizeit- und Fitnessaktivitäten als auch im Leistungssport üben Omega-3-Fettsäuren wichtige Schutzfunktionen aus und sind an physiologischen Grundvoraussetzungen für die Erbringung der Leistung beteiligt. Dazu zählen die Herz-Kreislauf-Tätigkeit sowie die Gewährleistung kognitiver, psychischer und neuromuskulärer Funktionen einschließlich der Sehleistung. Auch der Schutz vor Entzündungsreaktionen ist in Abhängigkeit des Trainingszustands sowie der Belastungsdauer und -intensität ebenso wichtig wie die Unterstützung des Immunsystems und der Insulinwirkung.

Mit zunehmenden Ansprüchen an sportliche Ziele steigen auch die Anforderungen an eine optimale Omega-3-Versorgung. Insgesamt geht es um den präventiven Gesundheitsschutz, der wiederum Voraussetzung für die Trainierbarkeit, die Regeneration und die Wettkampfleistung ist.

Für (Leistungs-)Sportler sind aufgrund der hohen Belastungen die Omega-3-Fettsäuren aus marinen Quellen wichtig, denn sie können neben dem positiven Effekt auf Herz und Kreislauf sowie Blutgefäße entzündliche Reaktionen in Muskeln und Gelenken vorbeugen. Intensive körperliche Belastung steht mit vermehrten Entzündungsreaktionen in Zusammenhang.

Im Rahmen einer randomisierten, Placebo kontrollierten Doppelblind-Studie (Teilnehmer werden in Gruppen eingeteilt – z. B. in eine, die den Wirkstoff und eine, die ein Scheinpräparat (Placebo) erhält, und weder der Versuchsleiter noch die Teilnehmer haben Kenntnis über die jeweilige Zugehörigkeit zu einer Gruppe) – wurde der Einfluss von Omega-3-Fettsäuren auf verschiedene Entzündungsmarker vor und nach einem speziellen Muskeltraining bei untrainierten Personen untersucht. Im Vergleich zu Placebo- und Kontrollgruppe führte die Supplementierung von Omega-3 zu einem signifikant geringeren Anstieg verschiedener Entzündungsmarker, die auch im Zusammenhang mit Muskelschädigungen stehen (Tartiban et al., 2011).

Die klassische Arbeit von Professor Artemis P. Simopoulos schrieb 2007 den Omega-3-Fettsäuren im Sport folgende umfassende Bedeutung zu: Sie haben einen antiinflammatorischen, antithrombotischen und gefäßerweiternden Effekt. Die NO-(Stickstoffoxid-)Produktion nimmt ebenso wie die Insulinsensitivität zu, und es besteht ein Schutzeffekt gegenüber Sportverletzungen, Depression und einer belastungsbedingten Bronchienverengung.

Die positive Beeinflussung der Blutgefäße (Endothelfunktion) und der Durchblutung wirkt sich fördernd auf die sportliche Leistungsfähigkeit und Erholung aus. So werden Sauerstoff und Nährstoffe besser zu den Muskeln (und zum Gehirn) transportiert sowie Stoffwechselendprodukte (z. B. Laktat) und Wärme besser abtransportiert. Das konnte in einer Studie von Dr. Aleksandra Zebrowska et al. (2015) bei Ausdauersportlern bestätigt werden.

Die verbesserte Durchblutung kommt vor allem auch der Regeneration zugute. Auch kann intensiver trainiert werden. Und für Sportbeginner ist die Unterstützung der gesunden Herz-Kreislauf-Funktion durch Omega-3-Fettsäuren ein wichtiger Schutzfaktor, um gegen die vermehrte Belastung von Herz und Kreislauf durch Sport besser gewappnet zu sein.

Mentale Leistungsfähigkeit im Sport

In vielen Sportarten werden neben der körperlich-muskulären Beanspruchung auch erhebliche Anforderungen an die mentale Leistungsfähigkeit gestellt. Stichworte hierfür sind: konzentrative und koordinative technisch-taktische Fähigkeiten sowie Reaktions- und Entscheidungsgeschwindigkeit beispielsweise in Spielsportarten, aber auch in vielen leichtathletischen Disziplinen sowie beim Turnen und bei alpinem Skisport. Insbesondere DHA wird als Gehirnfettsäure bezeichnet, weil sie im Gehirn ebenso wie in der Netzhaut der Augen in hohem Maße vorkommt und dort für die Gehirn- und Sehleistung zuständig ist. Nervenstärke, Reaktionsschnelle und gutes Sehen sind also nicht zuletzt auch die Frage einer adäquaten Versorgung von sportlich Aktiven mit Omega-3-Fettsäuren.

Sportler sind oft unterversorgt und benötigen mehr EPA/DHA

Eine Pilotstudie aus dem Jahr 2014 mit 106 deutschen Leistungssportlern aus dem Bereich Winter-/Ausdauersport zeigt, dass die untersuchten Leistungssportler – wie viele andere Bevölkerungsgruppen auch – einen niedrigen HS-Omega-3 Index hatten, und zwar niedriger als Patienten mit Atherosklerose. Dies bedeutet ein hohes Risiko für kardiovaskuläre Ereignisse und Depressionen und signalisiert suboptimales kardiovaskuläres Leistungsvermögen und suboptimale kognitive Leistungen. Ursache für die schlechte Omega-3-Versorgung könnte der bevorzugte hohe

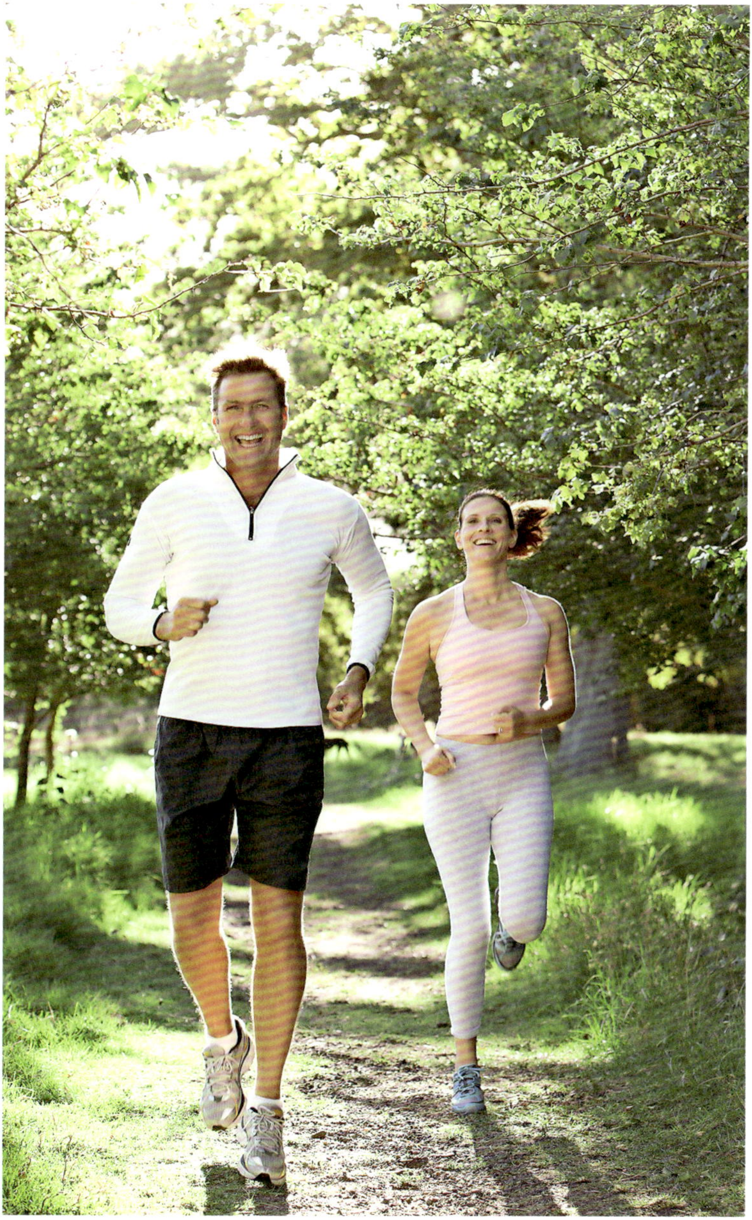

EPA/DHA verbessert die Belastbarkeit von Muskeln und Gelenken während des Sports und die Erholung in der anschließenden Regenerationsphase

Fleischverzehr bei Sportlern ebenso wie die an sich empfehlenswerte hohe Aufnahme von Vollkornprodukten als Kohlenhydratträger sein. In beiden Lebensmittelgruppen überwiegen die Omega-6-Fettsäuren. Die Omega-3-Versorgung ist im Leistungssport ein hoch aktuelles Thema. Ist eine höhere Zufuhr notwendig, kann dies auch durch Nahrungsergänzungsmittel auf Fischöl-, Krillöl- oder Mikroalgenölbasis geschehen.

!

Leistungssportlern wird eine hohe Zufuhr von täglich 1000 bis 2000 Milligramm EPA/DHA angeraten.

Leistungssportlern wird eine hohe Zufuhr von täglich 1000 bis 2000 Milligramm EPA/DHA angeraten. Für Fitnesssportler werden mindestens 300 Milligramm EPA/DHA empfohlen. Mit ein bis zwei Portionen (100 bis 200 Gramm) Makrele, Hering, Lachs, Thunfisch oder Sardine pro Woche lässt sich die täglich empfohlene Aufnahme von mindestens 300 Milligramm EPA/DHA bereits erreichen. Die für Leistungssportler empfohlene Dosierung erreicht man ohne zusätzliche Fettbelastung am besten mit einem EPA/DHA-haltigen Fisch-, Mikroalgen oder Krillölpräparat. Grundsätzlich empfiehlt es sich, wegen der besseren Bioverfügbarkeit der Omega-3-Fettsäuren entsprechende Nahrungsergänzungsmittel stets zu einer fetthaltigen Mahlzeit einzunehmen.

Fazit: Der präventive Gesundheitsschutz durch die antientzündliche Wirkung von EPA/DHA verbessert die Belastbarkeit von Muskeln und Gelenken während des Sports und die Erholung in der anschließenden Regenerationsphase, was wieder zur Verbesserung des Trainings- und Wettkampferfolgs führt.

Zusätzlich üben Omega-3-Fettsäuren eine Reihe positiver Effekte auf das Immunsystem aus. Stabile Abwehrkräfte sind gerade im Sport eine unverzichtbare Voraussetzung für den Erfolg.

Bessere Insulinwirkung

Bereits vorhandenes Übergewicht geht oft mit einer Insulinresistenz und vermehrten Entzündungsreaktionen in Körpergeweben einher. Hohe Spiegel an langkettigen Omega-3-Fettsäuren schützen auch gegen Fettleibigkeit (Adipositas): Die durch Omega-3-Fettsäuren unterstützte Normalisierung des Blutzucker-Insulin-Stoffwechsels kann dazu beitragen, dem gefährlichen Metabolischen Syndrom vorzubeugen. Denn durch die Verbesserung des Blutzucker-Insulin-Haushalts und die verbesserte Insulinwirkung benötigt der Körper weniger Insulin, was gleichzeitig eine höhere Fettverbrennung bewirkt, und die Hunger-Sättigungs-Regulation wird positiv beeinflusst – Omega-3 als Appetitkontrolle!

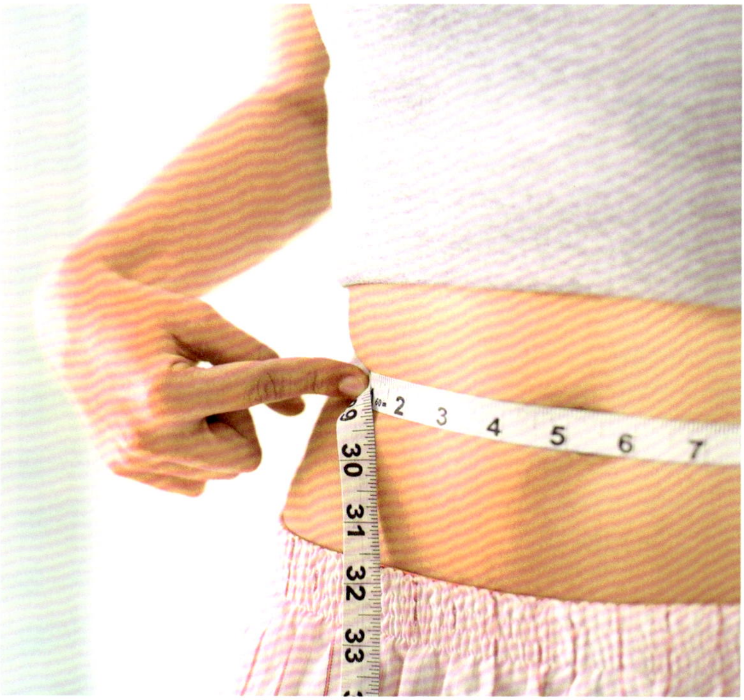

Omega-3-Fettsäuren schützen auch gegen Übergewicht

Einfluss auf das Mikrobiom

Aktuell wird erforscht, wie die im Darm angesiedelten Mikroorganismen und das mikrobielle Erbgut (Mikrobiom) unsere Gesundheit und unser Gewicht beeinflussen. Es gibt mittlerweile überzeugende Hinweise, dass die Zusammensetzung der Darmflora und das Mikrobiom entscheidenden Einfluss auf die Verwertung der Nahrung (die Energieausbeute) und die Bildung von Hunger-Sättigungshormonen haben. Umgekehrt wirkt sich auch die Nahrungszusammensetzung auf das Mikrobiom aus. Und je größer die Artenvielfalt der Darmbakterien ist, desto gesünder ist der Darm. Eine aktuelle Studie aus dem King's College in London konnte nachweisen, dass mit einer höheren Omega-3-Aufnahme und einem höheren Omega-3-Index eine größere Vielfalt der Darmbakterien verbunden ist, und zwar unabhängig vom Ballaststoffgehalt der Nahrung (Menni et al., 2017). Dabei förderten Omega-3-Fettsäuren die Darmbakterien, die im Zusammenhang mit einem geringeren Risiko für Diabetes, Adipositas und Entzündungserkrankungen des Darms stehen. Omega-3 gehört also zu einem weiteren erfolgversprechenden Baustein für das persönliche Gewichtsmanagement.

!

Omega-3-Fettsäuren fördern diejenigen Darmbakterien, die im Zusammenhang mit einem geringeren Risiko für Diabetes, Adipositas und Entzündungserkrankungen des Darms stehen.

Fazit: Gleich welche Zielsetzungen Sie verfolgen, wenn Sie sportlich aktiv sind, die unterstützende Wirkung von EPA/DHA hat gesundheitliche, gewichtsregulative, regenerative und leistungsfördernde Aspekte. Je höher die Leistungsintensität und das Leistungsniveau, desto größer ist die Bedeutung der Fischfettsäuren aufgrund ihres antientzündlichen und regenerationsfördernden Potenzials. Im Fitnessbereich unterstützen sie die gesundheitlichen Auswirkungen des Trainings durch eine Stoffwechsel- und Leistungsverbesserung, eine bessere Herz-Kreislauf-Funktion sowie durch die Erreichung bzw. Erhaltung eines zufriedenstellenden Körpergewichts.

WEITERE EINSATZMÖGLICHKEITEN FÜR OMEGA-3

Wegen ihrer vielfältigen Wirkungen im Körper gilt grundsätzlich die Empfehlung: „Omega-3 für alle“. Aufgrund ärztlicher Beobachtungen und wissenschaftlicher Studien erweitert sich der Einsatzbereich für die langkettigen Omega-3-Fettsäuren ständig. So können auch Diabetiker, Allergiker und Übergewichtige während einer Reduktionsdiät von EPA/DHA profitieren. Ja, es besteht sogar ein Zusammenhang zwischen Omega-3-Fettsäureverzehr und dem Osteoporose-Risiko.

!

Der Einsatzbereich für Omega-3-Fettsäuren erweitert sich ständig.

Aufgrund der herausragenden Bedeutung der DHA aus Fischöl, Krillöl oder Öl aus speziellen Mikroalgen als funktioneller Bestandteil des Nervensystems kommen auch Einsatzmöglichkeiten und Zusammenhänge bei der Behandlung der Multiplen Sklerose und zur Vorbeugung gegen die gefürchtete Demenzerkrankung vom Typ Morbus Alzheimer in Frage. Hier sind jedoch noch weitere Studien erforderlich, um konkrete Empfehlungen geben zu können.

Hilfreich für Diabetiker

Diabetiker können sich mit Omega-3 besser vor den Folgen ihrer Stoffwechselerkrankung schützen, da sie ein erhöhtes Risiko für Herz-Kreislauf-Erkrankungen aufweisen. Sie leiden häufig unter Störungen des Fettstoffwechsels und können daher von den triglyzeridsenkenden und herzschützenden Eigenschaften der

Omega-3-Fettsäuren in besonderem Maße profitieren. Die zusätzliche Einnahme von Omega-3-Fettsäuren verbessert die Zusammensetzung der Blutfette, ohne die Wirkung von Insulin zu beeinträchtigen. Aus wissenschaftlichen Versuchen ergab sich im Gegenteil, dass bei guter Omega-3-Versorgungslage das Ansprechen auf Insulingaben sogar besser war, was die sogenannte Insulinresistenz verbessert. Die Einnahme von Omega-3-Kapseln macht übrigens keine Anrechnung von Broteinheiten erforderlich.

!

Bei guter Omega-3-Versorgungslage ist das Ansprechen auf Insulingaben besser.

Nicht Alkohol-bedingte Fettleber

Die nicht alkoholische Fettleber ist eine zunehmend häufiger auftretende Stoffwechselkrankheit infolge einer zu kalorien- und kohlenhydratreichen Ernährung, die mit einer Insulinresistenz einhergeht (de Castro & Calder, 2017). EPA und DHA können Triglyzeride im Blut senken und sind Vorstufen von entzündungsauflösenden und entzündungshemmenden Lipidmediatoren (vgl. Seite 71). Sie greifen in den Fettstoffwechsel ein, indem sie die Fettverbrennung fördern und die Fettneubildung hemmen.

Allergien

Eine große Anzahl von Menschen ist von Allergien betroffen. Viele Ernährungsmediziner bringen die vermehrte Entstehung von allergisch bedingten Erkrankungen auch mit dem hierzulande weit verbreiteten Mangel an Omega-3-Fettsäuren in Verbindung. Untersuchungen zufolge sollen Omega-3-Fettsäuren aufgrund ihrer spezifischen Wirkeigenschaften allergische Reaktionen deutlich abmildern können.

Schuppenflechte und Neurodermitis

Seit Mitte der 80er-Jahre ist bekannt, dass Omega-3-Fettsäuren auch bei chronischen Hautentzündungen, insbesondere der Psoriasis (Schuppenflechte), günstig wirken. Da die Psoriasis eine chronische Erkrankung darstellt, muss der Einsatz von Omega-3-Fettsäuren langfristig erfolgen.

Erfahrungsberichten und pharmakologischen Untersuchungen zufolge sind Omega-3-Fettsäuren auch bei der Behandlung von Neurodermitis geeignet. Kontrollierte Studien liegen bisher aber noch nicht vor. Die Einnahme von Omega-3-Fettsäuren zur Behandlung entzündlicher Erkrankungen erfordert in Abstimmung mit dem Arzt je nach Krankheitsbild höhere Dosierungen und eine langfristige Anwendung über Monate bzw. Jahre.

Omega-3-Versorgung und Osteoporose-Risiko

Neben den bekannten Einflussfaktoren auf diese Knochenerkrankung („Knochenschwund“) wie Kalziumaufnahme mit der Nahrung und körperliche Aktivität wurde in einer amerikanischen Studie das Ernährungsverhalten von älteren Frauen und Männern auch im Hinblick auf den Fettverzehr genauer analysiert (Weiss, 2005). Dabei zeigte sich, dass Frauen und Männer mit einer hohen Aufnahme von Omega-3-Fettsäuren und einem günstigen Verhältnis von Omega-3- zu Omega-6-Fettsäuren eine höhere Knochendichte aufweisen – dem Anzeichen für die Knochenfestigkeit. Diese Studie gibt einen wichtigen Hinweis darauf, dass es bei der Vorbeugung gegen Osteoporose wichtig ist, auch die Fettaufnahme und Fettqualität zu beachten.

Abwehrstark mit Omega-3

Omega-3-Fettsäuren sind Vorstufen von entzündungshemmenden Gewebshormonen. Zusätzlich üben Omega-3-Fettsäuren eine Reihe positiver Effekte auf das Immunsystem aus. In der Zwischenzeit gelang der Nachweis, dass Omega-3-Fettsäuren die Produktion von sogenannten Zytokinen regulieren und zu deren „gesundem Gleichgewicht" beitragen. Zytokine sind Signalproteine, die Informationen übertragen und Reaktionen des Immunsystems aktivieren oder deaktivieren.

Gesundheit am und aus dem Meer

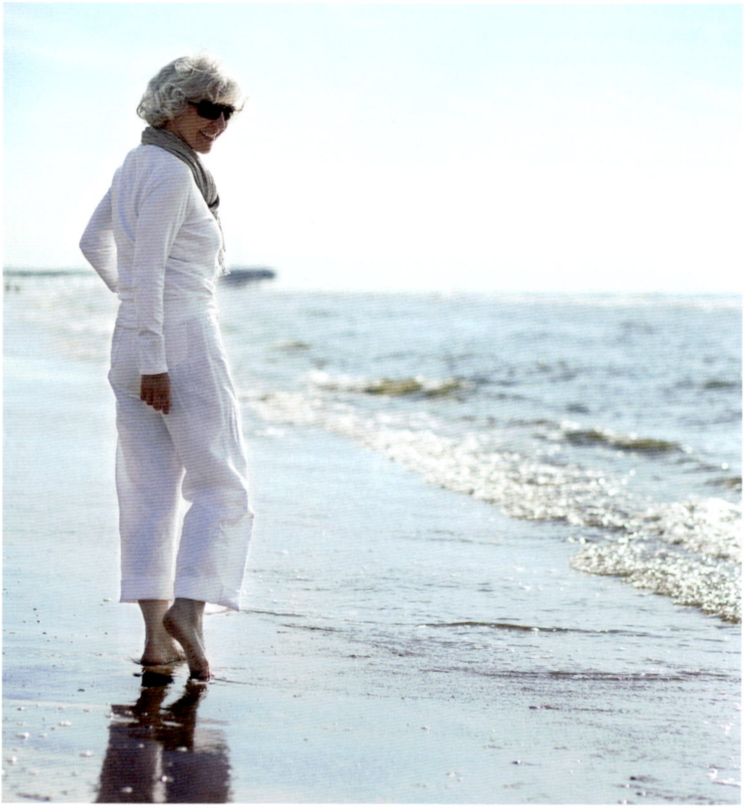

Günstig erscheint auch, dass die Verträglichkeit von stark wirkenden Arzneimitteln, die zur Unterdrückung der Immunreaktion eingesetzt werden, durch Omega-3-Fettsäuren verbessert werden kann.

Zusammenfassung: Bei welchen Erkrankungen können Omega-3-Fettsäuren EPA/DHA helfen?

Herz-Kreislauf-Erkrankungen sowie deren Risikofaktoren:

- Fettstoffwechselstörungen (insbesondere mit erhöhten Triglyzeridwerten im Blut)
- Bluthochdruck
- Arteriosklerose

Chronisch entzündliche Erkrankungen:

- Rheuma (rheumatoide Arthritis)
- Schuppenflechte (Psoriasis)
- Neurodermitis
- entzündliche Darmerkrankungen (Colitis ulcerosa, Morbus Crohn)

Mögliche weitere Erkrankungen:

- ADHS (Aufmerksamkeitsdefizit- und Hyperaktivitätsstörung)
- AMD (altersabhängige Makuladegeneration)
- Sicca-Syndrom
- Depressionen
- Parodontitis
- Allergien
- Krebs (Dickdarm, Prostata)
- Demenzerkrankung vom Typ Morbus Alzheimer
- Osteoporose

Omega-3 gegen Krebs?

!

Eine gute Omega-3-Versorgung kann das Risiko für bestimmte Krebsarten mindern.

Heute weiß man, dass Entzündungen die Entstehung einiger Krebsarten wie etwa Darmkrebs mit verursachen und ihr Wachstum fördern können. Omega-3-Fettsäuren können, wie wir bereits dargestellt haben, Entzündungen hemmen und somit auch das Tumorrisiko verringern. Dazu kommt, dass Omega-3-Fettsäuren die Apoptose (den Zelltod) von Krebszellen begünstigen.

Laut einer aktuellen Meta-Analyse sind Omega-3-Fettsäuren beispielsweise mit einer geringeren Wahrscheinlichkeit für Brustkrebs verknüpft (Zheng et al., 2013). Aus Studienergebnissen mit Brustkrebspatientinnen stammen auch Hinweise dafür, dass eine gute Omega-3-Versorgung nach Auftreten der Krebserkrankung vor dem sehr belastenden Krebssymptom, der Erschöpfung (Fatigue), schützen kann.

Auch das Prostatakarzinomrisiko wird durch Fischöl vermindert, wahrscheinlich durch eine verminderte Bildung von Eicosanoiden, die aus der Arachidonsäure entstehen. So ist bekannt, dass bei Männern in Skandinavien mit einem sehr hohen Fischverzehr die Prostatakrebsrate weit geringer ist als in anderen westlichen Industrienationen.

Es muss allerdings berücksichtigt werden, dass sich die präventiven oder therapeutischen Effekte in den genannten Studien praktisch ausschließlich auf Omega-3-EPA/DHA beschränken.

Praktische Ernährungsempfehlungen zur fettbilanzierten Kost

Während bei Fleisch und Wurstwaren sowie Käse grundsätzlich die fettarmen Varianten zu bevorzugen sind, sollten es beim Meeresfisch ausdrücklich die mit einem höheren Fettanteil sein, weil im Fischfett bzw. Fischöl die gesundheitsfördernden Omega-3-Fettsäuren EPA/DHA vorhanden sind. Sparen Sie das Fett lieber, indem Sie Fisch nicht panieren und in wenig Fett braten, und/oder lassen Sie den Mayonnaise-Kartoffelsalat dazu weg. Bevorzugen Sie Hering, Makrele, Lachs, Thunfisch und Sardinen in allen Varianten einschließlich in geräucherter Form oder als Konserven. Bei zwei Seefischmahlzeiten in der Woche schlägt das enthaltene Omega-3-reiche Fett weniger zu B(a)uche als das tägliche Zuviel in Form von Gebäck, Chips, Schokoriegeln und allen möglichen Knabbereien!

Wer sich bei den Fettkalorien dennoch strenger einschränken möchte, kann immer noch auf Kapseln zurückgreifen, die die wertvollen Fisch-, Krill- oder Mikroalgenfettsäuren in konzentrierter Form enthalten.

Auf die unterstützende Wirkung von EPA/DHA bei der Gewichtsreduktion sollten Übergewichtige jedoch auf keinen Fall verzichten. Der Fischkonsum bzw. die Omega-3-Fettsäuren verbessern das erhöhte Risiko übergewichtiger Menschen für Herz-Kreislauf-Erkrankungen, denn sie senken die Blutfettwerte und helfen, den Blutzucker-Insulin-Stoffwechsel zu normalisieren. Davon können insbesondere Übergewichtige mit dem Metabolischen Syndrom profitieren. Gerade in Bezug auf diese Risikokonstellation verstärkt die Einbeziehung von Omega-3-haltigen Fischmahlzeiten den Effekt der Gewichtsreduktion.

EINE GUTE VERSORGUNG MIT EPA/DHA?

!

Die Versorgungslage mit Omega-3-Fettsäuren ist in Deutschland rückläufig.

Deutschland dürfte mittlerweile die USA, wo laut Professor Yanni Papanikolaou die Aufnahme bei durchschnittlich etwa 120 Milligramm EPA/DHA pro Tag liegt, überholt haben. Tatsächlich hatte sich die Versorgungslage mit Omega-3-Fettsäuren hierzulande über einige Jahre verbessert. Doch dann kam der Rückschlag: So hat die Deutsche Gesellschaft für Ernährung (DGE) in dem vorletzten (2008) und in ihrem neuesten Ernährungsbericht (2016) auf einen deutlichen Rückgang beim Fischverzehr seit 2010 hingewiesen.

Dies spiegelt sich auch in den Verzehrsdaten wider: Der 12. DGE Ernährungsbericht (2012) bzw. die Nationale Verzehrsstudie II bestätigen, dass es um den Fischverzehr in Deutschland allgemein nicht gut bestellt ist: Es werden von großen Teilen der Bevölkerung kaum Fettfische gegessen, und insbesondere Jugendliche erreichen keine ausreichende Versorgung. Aber auch Schwangere und Stillende dürften die Empfehlungen zur DHA-Zufuhr im Durchschnitt nicht erreichen.

- Der 12. Ernährungsbericht der Deutschen Gesellschaft für Ernährung zeigt: Wir essen zu wenig Fisch.
- Frauen essen im Mittel nur 105 Gramm Fisch und Fischerzeugnisse, Krusten- und Schalentiere pro Woche, Männer 133 Gramm und damit deutlich weniger Fisch als empfohlen.
- Bei Jugendlichen ist die Zufuhrmenge mit im Mittel 42 Gramm Fisch und Fischerzeugnisse, Krusten- und Schalentiere pro Woche viel zu niedrig.

- Da fettreicher Meeresfisch die wichtigste Lebensmittelquelle für die biologisch aktiven Omega-3-Fettsäuren EPA und DHA darstellt, ist dem Arbeitskreis Omega-3 zufolge darüber keine ausreichende Versorgung sichergestellt.
- Verzehr-Empfehlung der DGE: Sowohl Kinder als auch Erwachsene sollten pro Woche 200 bis 220 g Fisch essen. Optimal: 80 bis 150 g fettarmer plus 70 g fettreicher Seefisch.
- Und auch der Ende Januar 2017 veröffentlichte 13. Ernährungsbericht der DGE verzeichnet beim Verbrauch von Fisch „seit 2010 einen regelrechten Einbruch". Damit dürfte sich die ohnehin unzureichende Versorgung der Bevölkerung mit Omega-3-Fettsäuren noch weiter verschlechtert haben. Denn: Insbesondere fettreiche Fische sind unsere Hauptquelle für die wichtigen langkettigen und biologisch aktiven Omega-3-Fettsäuren EPA und DHA. HS Omega-3 Index-Werte liegen in Deutschland im mittleren bis unteren Bereich.

Verzehr von Fisch pro Woche im Vergleich zur Empfehlung der Deutschen Gesellschaft für Ernährung

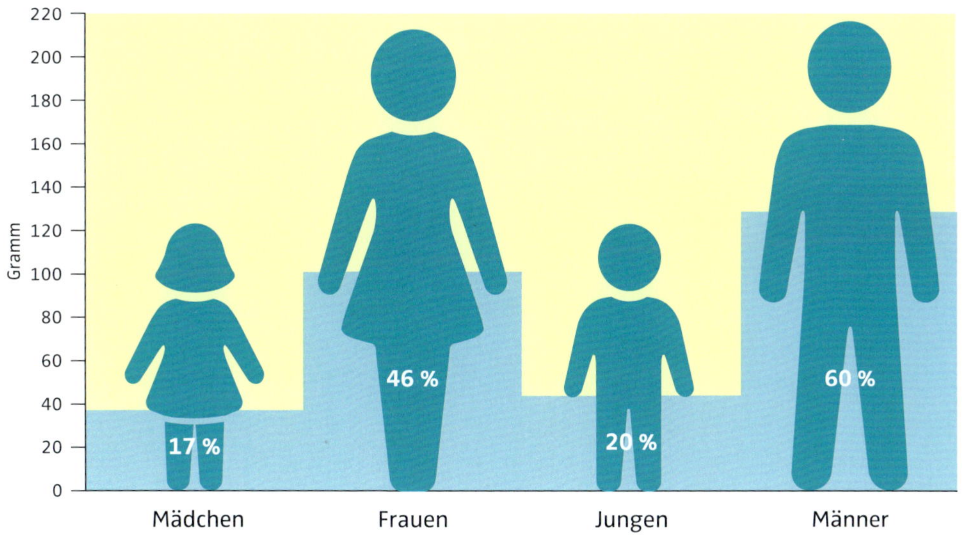

Omega-3-Index weltweit

So lassen auch die Ergebnisse von Wissenschaftlern der Universität Hannover darauf schließen, dass ein Großteil der Frauen in Deutschland, im Alter zwischen 40 und 60 Jahren, den empfohlenen Index für eine optimale Omega-3-Fettsäure-Versorgung unterschreitet. Die Wissenschaftler werteten Daten von Teilnehmerinnen der VitaMinFemin-Studie aus. Betrachtet wurde der Omega-3-Index von 446 Frauen aus Deutschland im Alter zwischen 40 und 60 Jahren. Etwa 63 Prozent der Frauen wiesen einen Omega-3-Index auf, der gerade einmal zwischen 4 und 6 Prozent lag. Wir erinnern uns: Ein Wert ab 8 Prozent ist günstig. Dies ist besonders kritisch, da mit steigendem Lebensalter auch das Herzinfarktrisiko bei Frauen steigt. Folgende Grafik zeigt, dass es weltweit um die Omega-3-Versorgung sehr unterschiedlich bestellt ist:

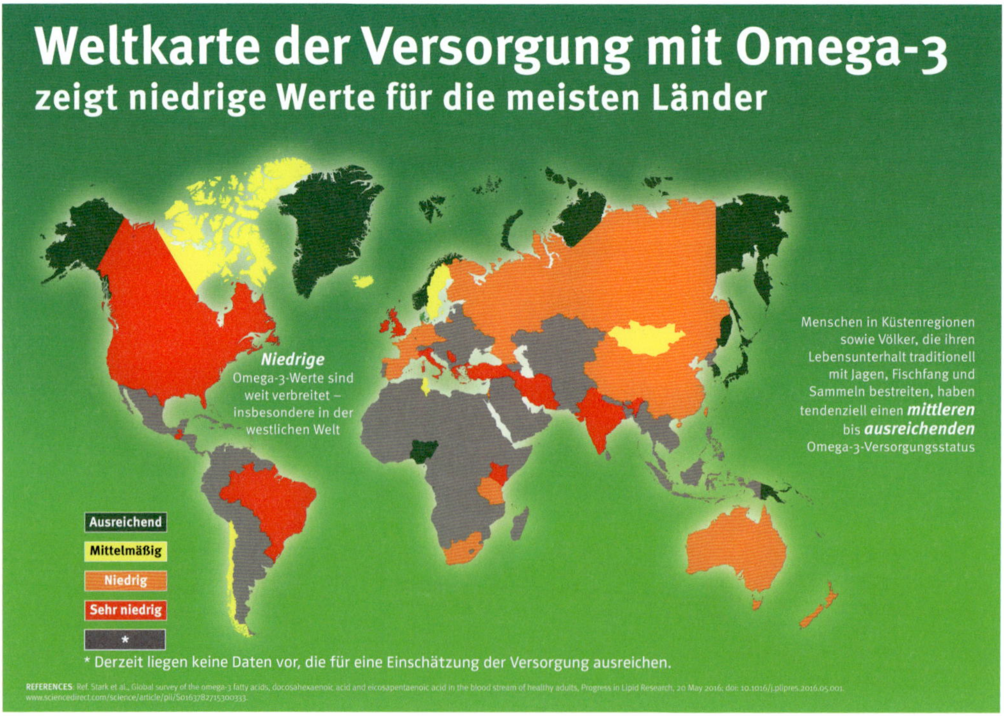
Weltkarte der Versorgung mit Omega-3
zeigt niedrige Werte für die meisten Länder
Niedrige Omega-3-Werte sind weit verbreitet – insbesondere in der westlichen Welt
Menschen in Küstenregionen sowie Völker, die ihren Lebensunterhalt traditionell mit Jagen, Fischfang und Sammeln bestreiten, haben tendenziell einen mittleren bis ausreichenden Omega-3-Versorgungsstatus
Ausreichend
Mittelmäßig
Niedrig
Sehr niedrig
*
* Derzeit liegen keine Daten vor, die für eine Einschätzung der Versorgung ausreichen.
REFERENCES: Ref. Stark et al., Global survey of the omega-3 fatty acids, docosahexaenoic acid and eicosapentaenoic acid in the blood stream of healthy adults, Progress in Lipid Research, 20 May 2016; doi: 10.1016/j.plipres.2016.05.001. www.sciencedirect.com/science/article/pii/S0163782715300333.

Vegetarier und insbesondere Veganer, die neben Fleisch, Eiern, Milch und Milchprodukten auch auf Fisch verzichten, sind eine Risikogruppe für eine Unterversorgung mit den langkettigen Omega-3-Fettsäuren EPA/DHA. So finden sich bei Veganern und auch bei Laktovegetariern (nur Milch und Milchprodukte) häufig niedrige Gewebespiegel von EPA/DHA. Die Aufnahme von Omega-3 in Form der alpha-Linolensäure aus pflanzlichen Quellen, die aber nur sehr eingeschränkt in der Nahrung vorkommen, wie in Leinsamen bzw. Leinöl, Walnüsse bzw. Walnussöl sowie in Rapsöl, ist ebenfalls relativ niedrig. Hinzu kommt, dass die Umwandlung von alpha-Linolensäure in EPA/DHA nur sehr langsam und in geringem Maße erfolgt. Eine günstige Alternative zur Verbesserung der Omega-3-Versorgung bei Vegetariern ist daher die EPA/DHA aus speziellen Mikroalgen in Form von Kapseln oder damit angereicherte Lebensmittel wie zum Beispiel Pflanzenmargarine und -öl aus dem Reformhaus.

!

Vegetarier und insbesondere Veganer sind häufig unterversorgt.

Wie viel Omega-3?

Schaut man sich die offiziellen D-A-CH-Referenzwerte für die Nährstoffzufuhr an, also die gemeinsame Empfehlung der deutschen (D), österreichischen (A) und schweizerischen (CH) Ernährungsgesellschaften, so findet man keine spezifischen Angaben für die direkte Aufnahme von EPA und DHA. Vielmehr wird empfohlen, dass Kinder ab vier Jahren sowie Jugendliche und Erwachsene bis hin zu Senioren 2,5 Prozent der täglichen Energie in Form von Linolsäure (Omega-6) und 0,5 Prozent der täglichen Energie in Form von alpha-Linolensäure (Omega-3) aufnehmen sollten. Bezogen auf Linolsäure bedeutet dies: Bei einem täglichen Energieumsatz von 2000 Kilokalorien sollen 5,5 Gramm dieser mehrfach ungesättigten Fettsäure und für alpha-Linolensäure gut 1 Gramm dieser ebenfalls mehrfach ungesättigten Fettsäure aufzunehmen. Dies entspricht einem (gewünschten) Omega-6- zu Omega-3-Verhältnis von 5:1. Schwangere und Stillende sollten im Durchschnitt mindestens 200 Milligramm DHA pro Tag (ein bis zwei Portionen Fisch pro Woche) zuführen.

Wegen der geringeren biologischen Wirkung, gemessen an der Eicosanoidsynthese aufgrund der stark eingeschränkten Umwandlung von alpha-Linolensäure in EPA, empfiehlt der Arbeitskreis Omega-3 in Übereinstimmung mit anderen Fachgremien aber die direkte Aufnahme von mindestens 0,3 Gramm EPA/DHA. Das sollte in Form von zwei Kaltwasserfischmahlzeiten in der Woche und/oder in Form von Nahrungsergänzungsmitteln (z. B. Kapseln mit Fischöl, Krillöl oder Mikroalgenöl) oder damit angereicherten Lebensmitteln (z. B. Margarine und Öl, Wurst) geschehen.

Gesunde Menschen, die nur zu wenig Fisch essen und die positiven Eigenschaften der Omega-3-Fettsäuren nutzen möchten, können auf Omega-3-Fettsäuren-Supplemente zurückgreifen, ohne den Arzt zu befragen. Üblicherweise werden hier meistens Dosierungen in einer Größenordnung von 0,2 bis 0,6 Gramm (= 200–600 Milligramm) EPA/DHA pro Tag eingesetzt.

Therapeutische Anwendungen mit Dosierungen von 1 Gramm (1000 Milligramm) EPA/DHA und mehr sollten mit dem Arzt oder Apotheker besprochen werden. Auch sollten Sie – insbesondere wenn Sie Blutverdünner nehmen – vor der Einnahme von Omega-3-Supplementen Rücksprache mit dem Arzt oder Apotheker halten. Die Zufuhr sollte 3 Gramm pro Tag nicht überschreiten.

Für wen welche Dosierung?

Gehirn:
- Depression: mindestens 1000 mg EPA/DHA pro Tag
- ADHS: 600 bis 800 mg EPA/DHA pro Tag
- Demenz-Vorbeugung: Omega-3-Index mindestens 8 % (Dosierung: mindestens 500 mg EPA/DHA pro Tag)
- Prävention: mindestens 300 mg EPA/DHA pro Tag

Augen:
- AMD: bis zu 1000 mg EPA/DHA pro Tag in Abhängigkeit von der Risikokonstellation
- Trockene Augen: mindestens 300 bis 1000 mg EPA/DHA pro Tag

Herz-Kreislauf:
- Primärprävention: mindestens 250 bis 500 EPA/DHA pro Tag
- Sekundärprävention (nach Herzinfarkt): mindestens 1000 mg EPA/DHA pro Tag
- Blutfettwerte/Cholesterin: mindestens 500 bis 2000 mg EPA/DHA pro Tag
- Triglyceride: In Abstimmung mit dem Arzt auch höher

Schwangerschaft:
- Mindestens 200 mg DHA pro Tag

Kinderwunsch:
- 500 mg EPA/DHA pro Tag

Verringerung von entzündlichen Prozessen:
Gelenke:
- Bei Rheuma mindestens 900 mg EPA pro Tag in Verbindung mit einer arachidonsäurearmen Ernährung

Empfehlung: Omega-3-Supplemente immer zu einer fetthaltigen Mahlzeit einnehmen!

Säuglinge sind für die Entwicklung ihres Gehirns und der Sehfähigkeit auf eine gute Versorgung mit DHA besonders angewiesen. Nimmt die Mutter ausreichende Mengen zu sich, enthält die Muttermilch die notwendige Menge für das Kind. Wird ein Säugling nicht gestillt, gibt es mit DHA angereicherte Säuglingsanfangsnahrung. Ab dem Jahr 2020 ist es EU-weit sogar gesetzlich vorgeschrieben, dass Säuglingsanfangsnahrungen 20 Milligramm DHA pro 100 Kilokalorien enthalten müssen. Die Anreicherung erfolgt bis dahin auf freiwilliger Basis.

Fisch ist nicht gleich Fisch

Omega-3-Fettsäuren werden in die Membranen von Zellen eingebaut und machen diese dadurch flexibler. Die Zellmembranen von Lebewesen in sehr kalten Gewässern müssen sehr flexibel sein, sonst könnten diese dort nicht existieren. Entsprechend reich an Omega-3-Fettsäuren sind sowohl pflanzliche Kleinstlebewesen (Phytoplankton) in arktischen Gewässern als auch Fische, die sich von ihnen ernähren.

!

Nicht jeder Fisch ist reich an Omega-3-Fettsäuren.

Ausgesprochen gute Quellen für EPA und DHA – die beiden aktiven Omega-3-Fettsäuren – sind daher fettreiche Meeresfische. Mit ein bis zwei Portionen Sardinen, Hering, Lachs und Makrele pro Woche lässt sich die empfohlene Zufuhrmenge von täglich mindestens 300 Milligramm EPA/DHA (0,3 Gramm) erreichen. Man kann den Fisch frisch, tiefgekühlt, geräuchert und auch gedünstet oder gebraten oder aus der Konserve genießen, denn der Omega-3-Gehalt ist nahezu gleich. Auch bei der Zubereitung – beispielsweise beim Grillen und Braten – wurden nur geringe Verluste an Omega-3-Fettsäuren festgestellt. Schwerer fällt das Erreichen der empfohlenen Zufuhrmenge dagegen mit Kabeljau oder Schellfisch, die wie folgende Tabelle zeigt, deutlich weniger zur Omega-3-Versorgung beisteuern.

Die Gehalte an Omega-3-Fettsäuren sind unter anderem abhängig davon, wo und wann der Fisch gefangen wurde und welches Alter er hatte, deshalb finden sich in der Literatur unterschiedliche Angaben. Fische, die im Nordatlantik gefangen werden (kältere Wassertemperaturen) enthalten daher mehr Fett und Omega-3-Fettsäuren als Fische aus der Ostsee oder aus tropischen Gewässern!

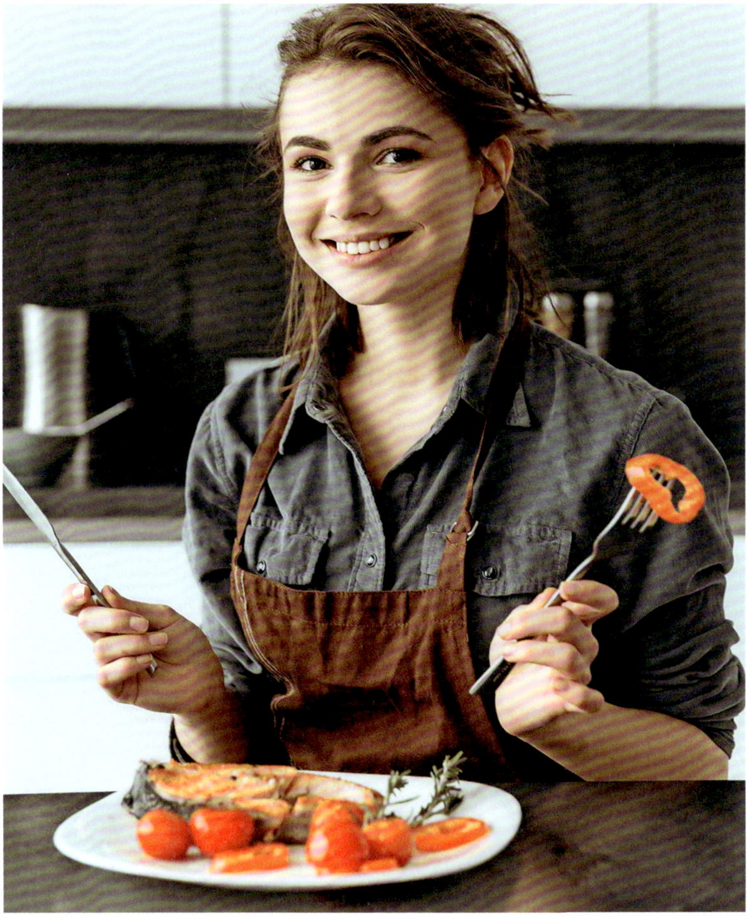

Ob frisch, tiefgefroren, geräuchert oder konserviert und auch gedünstet oder gebraten: Der Omega-3-Gehalt von Fisch ist nahezu gleich

Omega-3 in Fisch

FISCHART	EPA (mg)	DHA (mg)	EPA/DHA GESAMT (mg)	ARACHIDONSÄURE (mg)
Fettreiche Fische (100 g)				
Sardine	747	1337	2084	66
Hering (Ostsee)	740	1170	1910	60
Lachs	593	1155	1748	111
Makrele	588	739	1327	66
Thunfisch	223	593	816	44
Fettarme Fische (100 g)				
Forelle (Bach/Regenbogen)	424	600	1024	47
Kabeljau/Dorsch	104	250	354	24
Schellfisch	59	124	183	14

Die Gehalte an Omega-3-Fettsäuren sind Durchschnittswerte und unterliegen natürlichen Schwankungen. Sie sind ferner auch abhängig davon, wo und wann der Fisch gefangen wurde, deshalb finden sich in der Literatur unterschiedliche Angaben.
Quelle: Souci, Fachmann, Kraut: Die Zusammensetzung der Lebensmittel. Wiss. Verlagsgesellschaft, Stuttgart, 2016

Gerade wenn es um die gezielte diätetische Unterstützung der Omega-3-Versorgung bei Erkrankungen wie Rheuma geht, zeigt sich, dass es sehr schwerfallen dürfte, eine entsprechend EPA-reiche Ernährung umzusetzen, ohne sich dadurch bedingt wiederum einseitig zu ernähren. Bei einer purinarmen Ernährung beispielsweise, die als unterstützende diätetische Maßnahme bei Gicht empfohlen wird, ist zu berücksichtigen, dass eine Portion (ca. 200 Gramm) Lachs, Hering oder Makrele Harnsäure in einer Größenordnung von 200 bis 400 Milligramm liefern können.

Bei einer arachidonsäurearmen Ernährung (weniger als 50 Milligramm Arachidonsäure pro Tag), die sich als unterstützende diätetische Maßnahme bei entzündlichen rheumatischen Erkrankungen auszeichnet, sind zwei Fischmahlzeiten pro Woche kein Problem. Aber auch die Omega-3-Versorgung über Kapselprodukte kann für Rheumakranke eine sinnvolle Möglichkeit ein.

Mit Omega-3-Fettsäuren angereicherte Lebensmittel sind eine gute Möglichkeit, mehr Omega-3 in den normalen Speiseplan einzubauen, wenn man einmal keine Lust auf Fisch hat. Ein weiterer Pluspunkt: Gewohnheitsmäßig wird so die Omega-3-Versorgung auf ein höheres Niveau angehoben. Mit Omega-3 angereicherte Lebensmittel sind beispielsweise Omega-3-reiche Margarine und DHA-reiches Öl aus dem Reformhaus, Joghurt, fettarme Wurst und spezielle Fischprodukte. Letztlich bietet sich in Abhängigkeit von der jeweiligen Lebenssituation auch ein Mischkonzept an, das aus Fisch, angereicherten Lebensmitteln und Kapselprodukten besteht.

Darf man heute überhaupt noch Fisch essen?

Noch sind die Bestände der empfohlenen Fische – insbesondere die des Herings – nicht überfischt. Lachs stammt häufig aus Zuchten, der Gehalt an Omega-3-Fettsäuren ist bei diesen Tieren ein wenig niedriger als der von Wildlachsen. Wie ein Test der Stiftung Warentest ergeben hat, steht der Zuchtlachs dem Wildlachs jedoch im Hinblick auf die Qualität nicht nach – im Gegenteil, er kann ihn sogar übertreffen.

> **!**
> Die Bestände der Omega-3-reichen Fische sind noch nicht überfischt.

Die Menge an Plastikmüll, der sich als Mikroplastik in unserer Umwelt verteilt, hat erschreckende Dimensionen angenommen. Auch in den Weltmeeren schwimmen mittlerweile viele Plastikteilchen, die u. a. von Fischen aufgenommen werden. Die Partikel befinden sich im Wesentlichen im Verdauungstrakt der Tiere, der üblicherweise nicht verzehrt wird, weshalb Fachleute derzeit keinen Anlass sehen, aus diesem Grund den Fischkonsum einzuschränken.

Infolge der Verunreinigung der Binnengewässer und Meere ist Fisch darüber hinaus mehr oder weniger mit Quecksilber belastet. Ein Teil des Quecksilbers kann über die Mutter direkt in den Organismus des Kindes gelangen und eventuell Entwicklungsschäden verursachen. Schwangere und Stillende sollten daher vorsorglich den Verzehr bestimmter Fischarten einschränken. Im Hinblick auf die mögliche Schadstoffbelastung sollten insbesondere große Seefische wie Thunfisch, Rotbarsch, Steinbeißer, Bonito und Haifisch nur in geringen Mengen und nicht regelmäßig verzehrt werden.

Da vor allem fetter Fisch Schadstoffe angereichert haben kann, sollten schwangere Frauen sowie Frauen im gebärfähigen Alter auch nur ein- bis zweimal wöchentlich fetten Seefisch essen, um das Risiko einer Schädigung des ungeborenen Kindes zu verringern.

Das Bundesinstitut für Risikobewertung empfiehlt Schwangeren zudem aus hygienischen Gründen, auf rohen Fisch und Fischprodukte wie Sushi, Sashimi und kaltgeräucherte Fischwaren zu verzichten, wenn nicht sicher von der Verwendung erstklassiger Ware ausgegangen werden kann. Achten Sie also darauf, bestimmte Fischarten zu meiden. Der Fisch, den Sie dann zu sich nehmen, sollte gut durchgegart, gebraten oder gekocht und von ausgewählter Qualität sein. Geeignet sind auch Fischkonserven oder pasteurisierte Fischprodukte.

Alternativen zu Fisch

Wer trotz allem keinen Fisch mag, ihn zu selten isst oder nicht gut verträgt, kann inzwischen auf eine Reihe von effektiven Alternativen zurückgreifen. So gibt es mit EPA/DHA angereicherte Lebensmittel sowie hochwertige Kapseln mit Öl aus Seefisch, Krill oder Mikroalgen, um die empfohlene Menge an EPA und DHA zuverlässig zu erreichen. Die Alternativen zu Fisch stellen wir im Folgenden näher vor.

Nahrungsergänzung mit Omega-3

Fische können, wie bereits dargestellt, schädliche Umweltbelastungen aufweisen, die jedoch bei hochwertigen Fischölkapseln aufgrund moderner Herstellungsverfahren ausgeschlossen werden können. Auch bei Kapseln mit DHA- oder EPA/DHA-reichem Öl aus speziellen Mikroalgen ist keine Belastung gegeben.

Verschiedene Fischarten haben in Abhängigkeit von Fangort und Fangzeit einen schwankenden Fettgehalt und folglich auch einen schwankenden Gehalt an Omega-3-Fettsäuren. Nahrungsergänzungsmittel mit langkettigen Omega-3-Fettsäuren haben gegenüber Fisch den Vorteil, dass ihr Gehalt an Omega-3-Fettsäuren stets gleich hoch ist. Mit ihrer Einnahme können daher höhere Zufuhrempfehlungen erreicht werden. Das gilt insbesondere zur gezielten Versorgung in der Schwangerschaft. Auch bei häufiger Reisetätigkeit, Außer-Haus-Verpflegung, reduzierter Energie- und Lebensmittelaufnahme bei Reduktionskost und im höheren Lebensalter sowie bei höherer gezielter Zufuhr (z. B. bei vorhandenen Risikofaktoren für Herz-Kreislauf-Erkrankungen und bei Rheuma) kann eine optimale Versorgung mit Kapseln unter Umständen die bessere Wahl sein.

> !
>
> Eine optimale Versorgung mit Kapseln kann unter Umständen die bessere Wahl sein.

Die Einnahme von Fischölkapseln kann manchmal vom Auftreten eines Fischgeschmacks beim Aufstoßen begleitet sein. Das lässt sich weitgehend vermeiden, wenn man sie kurz vor oder während des Essens einnimmt und reichlich Flüssigkeit dazu trinkt. Wichtig ist, Kapseln immer zu einer fettreicheren Hauptmahlzeit einzunehmen, da EPA und DHA dann besser resorbiert werden. Ein Manko von Fischölkapseln ist, dass sie im Gegensatz zum Fisch normalerweise kein Jod enthalten. Fischölkapseln enthalten in der Regel auch kein Fischeiweiß – was wiederum einen Vorteil für Fischallergiker darstellt. Für Menschen, die auf eine purinarme Ernährung bei beispielsweise Gicht achten müssen, ist interessant, dass die meisten Kapseln keine nennenswerten Mengen an Harnsäure bzw. Purinen enthalten.

Welche Produkte sind sinnvoll?

Kapseln ermöglichen eine täglich gleichbleibende Aufnahme an Omega-3-Fettsäuren. Sie enthalten Öl, das aus Fisch, Krill oder Mikroalgen gewonnen wird. Es bestehen jedoch zum Teil deutliche Unterschiede in der Zusammensetzung der verschiedenen in Supermärkten, Drogerien und Apotheken angebotenen Präparate. Wichtig bei der Auswahl eines geeigneten Produkts ist der Gehalt an EPA und DHA pro Kapsel. Daher sollten Sie auf jeden Fall darauf achten, dass der Gehalt an EPA und DHA genau angegeben ist – die Gehalte im Öl können nämlich schwanken. Lassen sie sich daher nicht von großen Ölmengen täuschen. Entscheidend für die Wirksamkeit ist der Gehalt an EPA und DHA im Öl! Üblich ist eine Angabe in Prozent, noch verbraucherfreundlicher ist es jedoch, wenn der Gehalt gleich in Milligramm pro Kapsel aufgeführt ist.

Ein Vorzug der Kapselprodukte ist, dass eventuell schädliche Substanzen wie zum Beispiel Schwermetalle, Umweltgifte, Dioxine durch spezielle Verarbeitungsschritte (Raffinat-Herstellung)

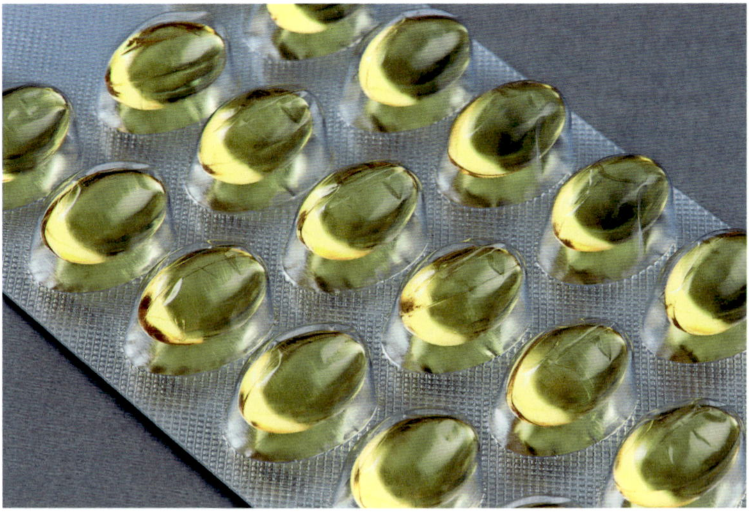

Inzwischen gibt es für Kinder und Erwachsene, die keine Kapseln schlucken können, auch Nahrungsergänzungsmittel in flüssiger Form bzw. kaubare Darreichungsformen

bei der Fischölherstellung abgetrennt werden können. So sollten sie bei den im Handel erhältlichen Produkten unterhalb der Nachweisgrenze liegen. Greifen Sie daher auf qualitativ hochwertige Produkte zurück. Verantwortungsvolle Hersteller beantworten auch gern und ausführlich Fragen zu der Qualität ihrer Produkte.

Fischöle nur mit Vitamin E!

Da die Omega-3-Fettsäuren – wie alle mehrfach ungesättigten Fettsäuren – durch den Einfluss von Luftsauerstoff und Licht schnell ranzig werden, also verderben, wird das Öl in eine Kapsel aus beispielsweise Gelatine „verpackt". Die meisten Hersteller setzen zusätzlich noch Vitamin E zu, da es der Oxidation durch Sauerstoff entgegenwirkt und so das Öl schützt. Produkte mit einem Zusatz an Vitamin E sollten auch deshalb bevorzugt werden, weil sich mit einer erhöhten Aufnahme an Omega-3-Fettsäuren auch der Bedarf an diesem Vitamin erhöht. Nehmen Sie daher nur Kapseln ein, die Vitamin E enthalten.

Krillöl

Gewonnen wird Krillöl überwiegend aus dem antarktischen Krill (Euphausia superba). Da die kleinen Krebse am Anfang der Nahrungskette stehen, sind sie von Haus aus weniger negativen Umwelteinflüssen wie beispielsweise Fische ausgesetzt.

Mit 500 Millionen Tonnen Biomasse ist Krill die am meisten vertretene Tiergattung der Welt. Auch wenn Krill damit als schier unerschöpfliche Nahrungsquelle in den kalten Gewässern der Antarktis für Wale, Pinguine, Seevögel, Robben aber auch Schwarmfische wie Heringe, Makrelen oder Thunfische dient, muss darauf geachtet werden, die Bestände zu erhalten. Gefangen werden dürfen von der Biomasse deshalb jährlich nur etwa

0,03 Prozent. Diese Fangquote wurde von der Internationalen Kommission für den Erhalt der Antarktischen Lebensräume (CCAMLR) festgelegt und sichert den Arterhalt des antarktischen Krills.

Nur wenige Fangschiffe sind in der Lage, in der unwirtlichen Welt der Antarktis zu fischen. Daneben wird auch für die Krillölproduzenten umweltgerechtes Verhalten immer wichtiger. So wird beispielsweise mit der ECO-Harvesting™ Technologie der Krill direkt über einen Schlauch an Bord geholt und sofort verarbeitet. Gleichzeitig wird mit dieser Methode unerwünschter Beifang effektiv vermieden.

!

Krillöl unterscheidet sich von herkömmlichen Fischölen, da es die Omega-3-Fettsäuren in einer speziellen Form, als Omega-3-Phospholipide, enthält.

Krillöl unterscheidet sich in seiner Zusammensetzung vom Fischöl. Wenn auch der Gehalt an reinen Omega-3-Fettsäuren EPA/DHA niedriger ausfallen kann als in Fischölen, so kann Krillöl dennoch für Menschen interessant sein, die Fisch meiden und weitere wertvolle Bestandteile des Krillöls nutzen möchten.

Die Omega-3-Fettsäuren EPA und DHA sind im Krillöl an sogenannte Phospholipide gebunden. Phospholidpide gelten als „natürliche Verwertungshelfer“, durch die im Körper die Omega-3-Fettsäuren leichter in Zellmembranen eingebaut werden können. Krillöl trägt also gleichzeitig zur Versorgung mit Phospholipiden und ihrem Bestandteil Cholin bei, die Bausteine jeder Zellmembran sind.

Neben Phospholipiden enthält Krillöl von Natur aus das Carotinoid Astaxanthin, das dem Krill seine charakteristische rote Farbe verleiht. Als hoch wirksames Antioxidanz soll es die menschlichen Zellen vor den Angriffen schädlicher freier Radikale schützen – diese aggressiven Moleküle werden für Alterungsprozesse und degenerative Erkrankungen mit verantwortlich gemacht.

Mikroalgenöle

Für reine Vegetarier kommen Fisch und Fischöle sowie Krillöl als Omega-3-Quellen nicht in Frage. Anders verhält es sich mit Lein-, Walnuss-, Rapsöl oder einer Reihe weiterer pflanzlicher Öle sowie den inzwischen immer häufiger verwendeten Chiasamen. Ihnen ist eines gemeinsam: Sie enthalten alpha-Linolensäure (ALA), die der Körper zumindest teilweise in EPA und DHA umwandeln kann. Es gibt aber noch eine deutlich ergiebigere Quelle für die Fitmacher EPA und DHA. Es handelt sich dabei um eine Mikroalge (Schizochytrium sp.), die besonders reich an DHA und EPA ist. Sie wächst in küstennahen Meeresregionen und wird inzwischen erfolgreich kultiviert. Dies schont obendrein das Ökosystem Meer. Das Besondere ist, dass diese Alge sowohl als Quelle für DHA als auch für EPA dient. In der Vergangenheit waren lediglich DHA-haltige Algenöle bekannt.

!

Mikroalgenöle sind für Vegetarier und Veganer eine gute Omega-3-Quelle.

Spezielle Mikroalgenöle in gelatinefreien Kapseln ermöglichen es jetzt auch Menschen, denen Fisch nicht über die Lippen kommt, ihre Versorgung mit den für Herz, Kreislauf, Augen, Gehirn und Nerven wichtigen Omega-3-Fettsäuren direkt in Form von EPA und DHA aufzustocken. Messungen bei Veganern haben gezeigt, dass der Omega-3-Index hier oftmals gerade einmal die Marke von 4 Prozent streift, was deutlich unterhalb des wünschenswerten Bereichs zwischen 8 und 11 Prozent liegt. Durch die Zufuhr des oben vorgestellten Mikroalgenöls konnte der Omega-3-Index in einer Studie bereits nach wenigen Monaten um 50 Prozent gesteigert werden. Dadurch ist der Nachweis gelungen, dass dieses Mikroalgenöl eine sehr effektive Quelle für EPA und DHA darstellt.

Angereicherte Lebensmittel (Functional Food)

Inzwischen gibt es die Möglichkeit, Brot, Brötchen, (fettarme) Wurst, Joghurt und andere Milchprodukte, Margarine, Öle sowie (Fisch-)Fertigprodukte mit Omega-3-Fettsäuren anzureichern, um es leichter zu machen, ausreichende Mengen davon zu sich zu nehmen, denn nicht jeder isst gerne Fisch oder schafft es, zweimal in der Woche Fisch zu essen. Bei allen Produkten, die vom Arbeitskreis Omega-3 empfohlen werden, ist sichergestellt, dass sie ausreichende Mengen an Omega-3 aktiv EPA/DHA enthalten und die Qualität stimmt. Qualität heißt auch, dass die Hersteller bei ihren Produkten sorgfältig darauf achten, dass bei Zusatz von DHA/EPA keinerlei Geschmacksveränderungen auftreten.

Gleichzeitig sollten Öle bzw. Fette mit einem günstigen Verhältnis von Omega-6- zu Omega-3-Fettsäuren bevorzugt werden. Strenge Vegetarier, die weder Fisch noch Fisch- oder Krillöl zu sich nehmen möchten, sollten Raps-, Walnuss- und Leinöl bevorzugen. Für sie geeignet ist auch Omega-3-Pflanzenmargarine sowie DHA-Öl, die mit DHA aus Mikroalgen angereichert sind, sowie Kapseln mit DHA- bzw. EPA/DHA-haltigem Algenöl.

Fazit: Wer „Omega-3-bewusst" essen möchte, kann zweimal wöchentlich Fisch essen oder Kapseln mit Fischöl, Krillöl bzw. DHA-Mikroalgenöl oder auch DHA-/EPA-Mikroalgenöl einnehmen, findet aber auch in den Lebensmittelregalen einige Produkte, die mit Omega-3-Fettsäuren (EPA/DHA) angereichert sind. Ihre Vorteile: Sie bringen Abwechslung für alle, die nicht so oft Fisch essen möchten oder können, und sie bieten Alternativen für diejenigen, die keinen Fisch mögen oder vertragen. Achten Sie bei Produkten auf das Signet des Arbeitskreises Omega-3 e. V. auf der Packung!

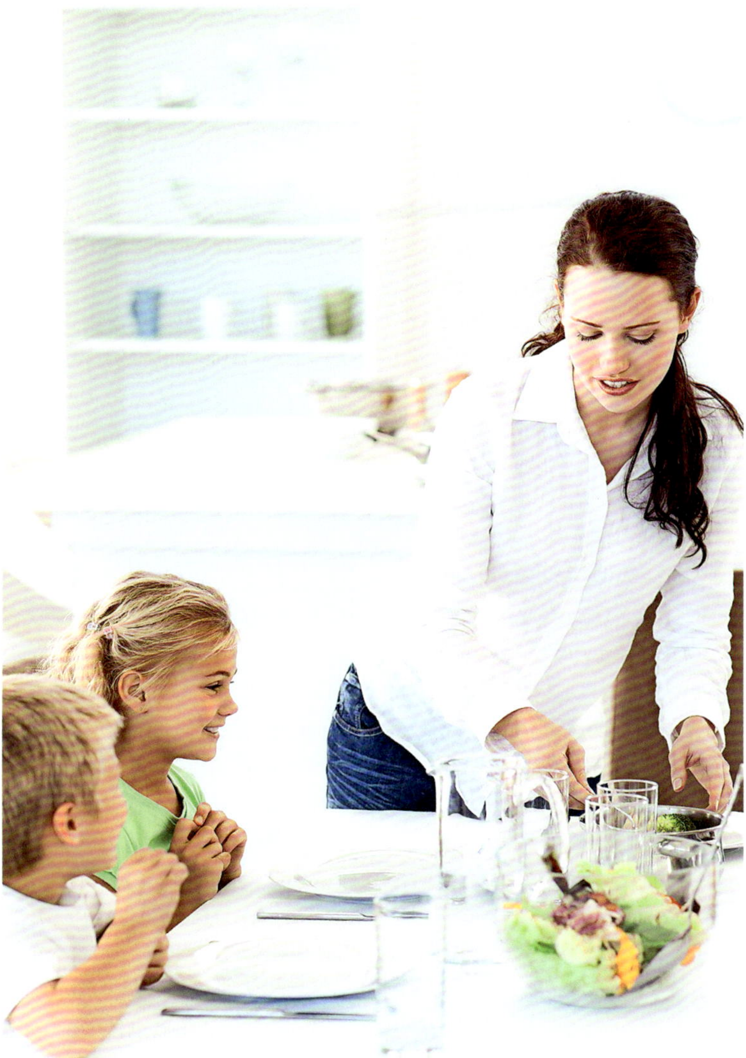

Erleben Kinder in ihren ersten Lebensjahren ein vielfältiges Angebot nährstoffreicher Lebensmittel und einen breiten Fächer an Geschmackseindrücken, prägt sie das meist ein Leben lang

DIE HÄUFIGSTEN FRAGEN ZU OMEGA-3

In den vorangegangenen Kapiteln haben Sie bereits sehr viel darüber erfahren, was Omega-3-Fettsäuren sind, welche Bedeutung speziell die biologisch besonders aktiven Vertreter EPA und DHA haben, wer alles von Omega-3-Fettsäuren profitieren kann und wie es mit der Versorgungssituation hinsichtlich dieser wertvollen Gesundheitsschützer aussieht.

In der Ernährungsberatung wird darüber hinaus eine Fülle von Einzelfragen gestellt, die die Qualität der Rohstoffe bis hin zu konkreten angereicherten Lebensmitteln und Nahrungsergänzungsmitteln betreffen. Wir haben die wichtigsten Fragen für Sie ausgewählt und im Folgenden beantwortet. Viele weitere Fragen und Antworten finden Sie im Internet unter www.ak-omega-3.de.

Sie empfehlen, vermehrt Fisch zu essen. Ist das bei den schwindenden Fischbeständen nicht kontraproduktiv?

Noch sind die Bestände dieser Fische – insbesondere die des Herings – nicht überfischt. Lachs stammt häufig aus Zuchten und speziellen Fischfarmen, auch wenn bei diesen Tieren der Gehalt an Omega-3-Fettsäuren ein wenig niedriger ist als der von Wildlachsen.

Es gibt aber auch aus speziellen kultivierten Mikroalgen gewonnene DHA sowie DHA + EPA, die es in Kapseln gibt und mit deren Öl Lebensmittel angereichert sind.

Wie sieht es mit der Schwermetallbelastung von Fischöl aus?

Ein Vorzug von Fischöl in Kapseln ist, dass eventuell schädliche Substanzen wie zum Beispiel Schwermetalle, aber auch Umweltgifte wie Dioxine durch spezielle Verarbeitungsschritte (Raffinat-Herstellung) bei der Fischölherstellung abgetrennt werden können. Untersuchungen von als Arzneimittel oder als Nahrungsergänzung zugelassenen Fischölkapseln zeigten, dass die in Deutschland strengen Grenzwerte zum Beispiel für Schwermetalle und Pestizide weit unterschritten werden. Man kann daher unbesorgt Fischölkapseln einnehmen. Das gilt generell für alle vom Arbeitskreis Omega-3 e. V. auf ihre Qualität geprüften Produkte, für die die Hersteller regelmäßige Qualitätskontrollen durch unabhängige Institute vorlegen müssen.

Was tue ich, wenn ich weder Fisch noch Fischöl mag?

Für alle, die keinen Fisch mögen oder vertragen, gibt es eine mit DHA aus speziellen Mikroalgen angereicherte Margarine und Öl (Reformhaus). Auch einige Nahrungsergänzungsmittel (Kapseln) enthalten DHA aus dieser pflanzlichen Quelle. Das ist besonders wichtig für Vegetarier und Veganer. Neuerdings gibt es sogar gelatinefreie Kapseln, die DHA und EPA enthalten.

Warum reichen Pflanzenöle mit Omega-3 nicht aus?

In Lein-, Walnuss- und Rapsöl ist die Omega-3-Fettsäure alpha-Linolensäure in nennenswerten Mengen enthalten. Diese aber kann unser Körper nur in sehr geringem Maß zu EPA (unter 5 Prozent) und DHA (ca. 0,5 Prozent) umwandeln, weshalb diese Öle als alleinige Omega-3-Quelle praktisch ungeeignet sind.

Wann ist die Einnahme von Fischöl-, Krillöl- oder Mikroalgenölkapseln zu empfehlen?

Die Gehalte an EPA und DHA in Fisch schwanken je nach Fangzeit, -gebiet und Alter der Fische stark. Angaben in Nährwerttabellen können daher nur Durchschnittswerte sein. Wer sichergehen will, auch wirklich die empfohlene Menge an EPA und DHA zu sich zu nehmen, oder aus therapeutischen Gründen eine höhere Menge braucht, sollte die Einnahme von Nahrungsergänzungsmitteln wie Kapseln mit Fischöl oder Krillöl oder Mikroalgenöl bevorzugen. Sie enthalten konzentriertes und hochgereinigtes Öl mit EPA/DHA-Konzentrationen in standardisierter Menge. Empfehlenswerte Fischölpräparate sind zusätzlich mit Vitamin E versetzt, das einerseits die empfindlichen Omega-3-Fettsäuren vor dem Verderb schützt, andererseits den mit einer höheren Omega-3-Zufuhr verbundenen höheren Bedarf an diesem Vitamin deckt.

Über welchen Zeitraum sollen Omega-3-Fettsäuren aufgenommen werden?

Omega-3-Fettsäuren sind essenziell und müssen, um ihre physiologischen und gesundheitsfördernden Wirkungen zu entfalten, regelmäßig und in ausreichender Menge sowie lebenslang mit der Nahrung aufgenommen werden.

Wie gut sind Omega-3-Fettsäuren verträglich?

Hochwertige Omega-3-Konzentrate zeichnen sich durch eine gute Verträglichkeit und hohe Sicherheit aus. Auch in klinischen Langzeitstudien liegen bisher keine Anhaltspunkte für nachteilige Effekte vor. Omega-3-Fettsäuren werden aus Kaltwasserfischen gewonnen und sind daher genauso nebenwirkungsfrei wie diese Lebensmittel.

Wann sollten Omega-3-Präparate eingenommen werden?

Omega-3-Konzentrate sollten zu einer fetthaltigen Mahlzeit, am besten vor einer Hauptmahlzeit, eingenommen werden. Dadurch kann die Aufnahme der Omega-3-Fettsäuren verbessert und auch ein unerwünschtes Aufstoßen mit fischigem Geschmack vermieden werden.

Was ist bei der Einnahme von Medikamenten zu beachten?

Omega-3-Fettsäuren können bei höherer Dosierung von 1 Gramm und mehr die Wirkung von Blutfett und Blutdruck senkenden Medikamenten unterstützen. Dieses ist erwünscht und kann zur Dosisminderung der Arzneimittel führen. Darüber darf aber nur Ihr Arzt entscheiden.

Wegen der gerinnungshemmenden Wirkung von Omega-3-Präparaten sollten insbesondere Menschen, die andere gerinnungshemmende Mittel wie z. B. Marcumar® einnehmen, diese Kombination ebenfalls mit ihrem Arzt abstimmen, um gegebenenfalls die Arzneimitteldosis entsprechend anzupassen.

ANHANG

Literatur

Eine Literaturliste mit aktuellen medizinischen Studien und Publikationen finden Sie im Internet unter www.ak-omega-3.de (bei der Buchempfehlung rechts auf der Startseite).

Noch schneller geht es, wenn Sie nebenstehenden QR-Code scannen.

Oder schreiben Sie an den Verlag, der Ihnen die Liste gern mailt.

Wichtige Adressen

Arbeitskreis Omega-3 e. V.
Postfach 700842
60558 Frankfurt
Tel. 069 96365236
E-Mail: info@ak-omega-3.de
www.ak-omega-3.de

Omegametrix GmbH
Am Klopferspitz 19
82152 Martinsried
Tel. 089 55063007
E-Mail: info@omegametrix.eu
www.omegametrix.eu

Deutsche Gesellschaft für Ernährung (DGE) e. V.
Godesberger Allee 18
53175 Bonn
Tel. 0228 3776600
E-Mail: webmaster@dge.de
www.dge.de

Deutsche Gesellschaft zur Bekämpfung von Fettstoffwechselstörungen und ihren Folgeerkrankungen DGFF (Lipid-Liga) e. V.
Mörfelder Landstraße 72
60598 Frankfurt a. M.
Tel. 069 96365218
E-Mail: info@lipid-liga.de
www.lipid-liga.de

Bundeszentrum für Ernährung (BZfE) in der Bundesanstalt für Landwirtschaft und Ernährung
Deichmanns Aue 29
53179 Bonn
Tel. 0228 68450
E-Mail: info@ble.de
www.bzfe.de

VDD – Verband der Diätassistenten – Deutscher Bundesverband e. V.
Bismarckstraße 96
40042 Düsseldorf
Tel. 0211 162175
E-Mail: vdd-duesseldorf@t-online.de
www.vdd.de

American Heart Association
National Center
7272 Greenville Avenue
Dallas, TX 75231
www.americanheart.org

Register

Bibliografische Information der Deutschen Nationalbibliothek
Die Deutsche Nationalbibliothek verzeichnet diese Publikation in der deutschen Nationalbibliografie; detaillierte bibliografische Daten sind im Internet über http://dnb.ddb.de/ abrufbar.

ISBN 978-3-89993-894-4 (Print)
ISBN 978-3-8426-8772-1 (PDF)
ISBN 978-3-8426-8773-8 (E-PUB)

Fotos:
Titelbild: Westend61 – gettyimages
123rf.com: Natalia Klenova: 30; B. BOISSONNET/BSIP: 65; B. and E. Dudziński: 73; Monkey Business: 83; jd-photodesign: 90; Drobot Dean: 101; Klim: 106
Arbeitskreis Omega-3 e. V.: 7, 96
Fotolia.com: Gina Sanders: 42; goodluz: 63
iStockphoto.com: GlobalStock: 85
stock.adobe.com: Nitr: 11; robynmac: 11; Ervin Monn: 11; Printemps : 11; Jenny Sturm: 23; k2photostudio: 47; famveldman: 55; Viktorija: 59; WavebreakMedia Micro: 111
MEV: 17

3., aktualisierte Auflage

Eine Marke der Schlüterschen Verlagsgesellschaft mbH & Co. KG,
Hans-Böckler-Allee 7, 30173 Hannover
www.schluetersche.de
www.humboldt.de

Lektorat: Linda Strehl, München
Layout: Groothuis, Lohfert, Consorten, Hamburg
Covergestaltung: semper smile Werbeagentur GmbH, München
Satz: Die Feder, Konzeption vor dem Druck GmbH, Wetzlar
Druck und Bindung: Gutenberg Beuys Feindruckerei GmbH, Langenhagen